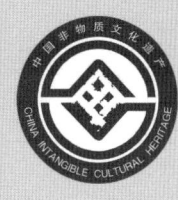

乐昌市第九批非物质文化遗产代表性项目

南派膏摩疗法

曾科学 ◎ 主编

广东科技出版社｜全国优秀出版社

南方传媒

广州

U0781877

图书在版编目（CIP）数据

南派膏摩疗法 / 曾科学主编. —广州：广东科技出版社，2024.11

ISBN 978-7-5359-8159-2

Ⅰ.①南… Ⅱ.①曾… Ⅲ.①药物—按摩疗法（中医）Ⅳ.①R244.1

中国国家版本馆CIP数据核字（2023）第172281号

南派膏摩疗法

Nanpai Gaomo Liaofa

出 版 人：严奉强

责任编辑：杜怡枫　涂子滢

装帧设计：友间文化

责任校对：李云柯

责任印制：彭海波

出版发行：广东科技出版社

　　　　　（广州市环市东路水荫路11号　邮政编码：510075）

销售热线：020-37607413

https://www.gdstp.com.cn

E-mail：gdkjbw@nfcb.com.cn

经　　销：广东新华发行集团股份有限公司

印　　刷：广州市彩源印刷有限公司

　　　　　（广州市黄埔区百合三路8号）

规　　格：889 mm×1 194 mm　1/32　印张6.875　字数160千

版　　次：2024年11月第1版

　　　　　2024年11月第1次印刷

定　　价：50.00元

南派膏摩疗法

■ 主 编

曾科学（广东省第二中医院，主任医师，教授，

硕士研究生导师）

■ 副主编

刘梓平（乐昌市中医院，主任医师，广东省名中医）

郑　鹏（长春中医药大学附属第三临床医院，主任医师，

硕士研究生导师）

盖娟娟（广东省中医院，副主任医师）

邵长丽（云南中医药大学，主治医师，讲师）

■ 编 委（按姓氏笔画排列）

王丹宁	丘志荣	吕 红	吕 敏	曲富江	朱湘娣
刘永波	刘丽芳	江露苗	李锦恒	吴明珠	汪语骞
张莹莹	陈世忠	林晓暖	罗 雯	郑曼娜	周滋颖
姚 冰	黄 洋	童 艳	游 柔	雷星月	

致敬中医宝库的一颗瑰宝

现代社会，人们面临着各种生活压力，身心存在不少健康问题。膏摩疗法作为一种非药物内服、非侵入性的治疗手段，通过针对人体经络和穴位的刺激，能够调节人体的气血运行，可以帮助大家缓解压力、改善睡眠、增强免疫力等，从而提高生活质量。《南派膏摩疗法》一书，以其对诊疗的深入研究和全面呈现的方式，展现了中华民族传统医学的瑰宝之一——膏摩疗法。膏摩疗法是中医药学的重要组成部分，拥有悠久的历史和丰富的理论与实践经验。

膏摩疗法以阴阳五行、脏腑经络等中医基本理论为指导，通过各种手法刺激人体穴位和经络，以调和气血、平衡阴阳，提高身体的自愈能力，从而达到预防和治疗疾病的目的。在实践中，膏摩疗法不仅适用于各种慢性疾病的康复调理，还广泛应用于日常保健中。

本书作者曾科学博士在针灸推拿领域已有近二十年的丰富

临床经验。本书全面而深入地介绍了南派膏摩疗法的发展传承史、基本手法、膏摩处方的制备和应用，以及针对不同疾病和症状的注意事项，为读者提供了宝贵而实用的知识。在这本书中，作者以其专业的学术背景和丰富经验，详细讲解了南派膏摩疗法的历史沿革，纵览了膏摩疗法在中医药学中的重要地位和作用，带领读者深入探索南派膏摩疗法的精髓。这些内容将为中医药爱好者、从业者和中医药院校的学生提供宝贵的学习资源和实践指南。

在浩瀚的中医药宝库中，膏摩疗法以其独特的魅力和广泛的应用而独树一帜。作为一种历史悠久且颇有实践意义的治疗方法，膏摩疗法不仅在古代中医治疗中占有重要地位，在现代医疗保健中也发挥着不可或缺的作用。我们深知中医药学的独特魅力和对人类健康的重要意义，《南派膏摩疗法》的出版，不仅是中医药学的传承，也是现代中医药学的发展和提高。它为我们提供了更深入地了解和探索膏摩疗法的机会。我衷心地希望，《南派膏摩疗法》能够得到更多的关注和认可，为中医药学的传承与创新做出积极贡献。我相信，这本书将为读者们带来宝贵的中医药知识与经验，助力他们在传统医学领域取得更多的成就。通过阅读本书，希望读者们能对膏摩疗法有更深入的了解和认识，并在实际生活中掌握和应用这一古老的医学智慧，为自己和他人的健康保驾护航。

最后，我要向作者表达崇高的敬意，感谢他们对膏摩疗法的深入研究和倾注的心血。同时，也要感谢出版社给予这本书的重视和支持，为中医药学的发展提供了更广阔的舞台。

夏惠明

云南中医药大学主任医师、教授

全国老中医药专家学术经验继承工作指导老师

云南省中医药学会推拿专业委员会名誉主任委员

目录

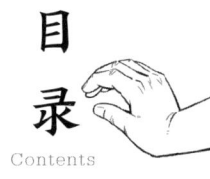

Contents

第四章 常见病的治疗方法

第五章 常用膏摩方剂

第六章 膏摩疗法的应急管理

第一章

膏摩疗法

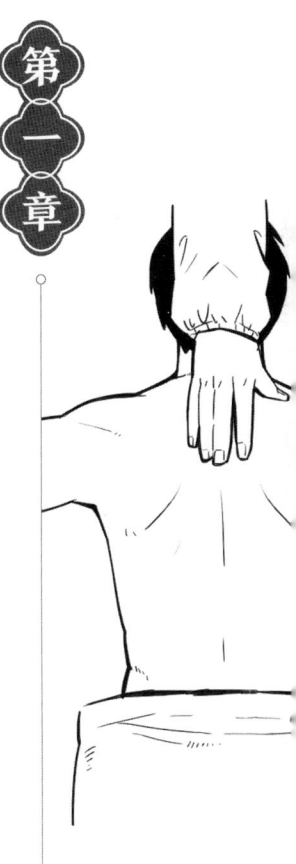

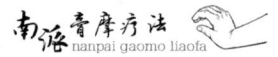
第一节　膏摩疗法及其历史渊源

　　膏摩疗法是一种古老而独特的治疗方法，属传统医学体系里的一部分。在治疗疾病过程中以药膏作为介质，将其涂于体表的治疗部位上，再施以推拿、按摩等手法，以发挥手法和药物的综合治疗效用，从而起到治病、防病、保健的作用。一方面，药膏可以防止推拿过程中摩擦对皮肤的损伤，起到保护和润滑的作用；另一方面，在推拿的作用下，药膏的有效成分能够被更充分地吸收。因此，膏摩疗法可同时发挥手法和药膏的双重治疗作用。"按之弗摩，摩之弗按，按止以手，摩或兼以药"是《圣济总录》对于膏摩概念的精辟阐述。它将以手法为主的"按"和以药物为主的"摩"区别开来，为膏摩的发展指出了明确的方向。

　　膏摩之名，始见于汉代张仲景所著《伤寒杂病论》，在甘肃省武威市出土的汉代92枚医药简牍中首次见到组成、功效、用途、炮制及手法俱全的摩膏方，可见其在汉代已初步发展。其后，西晋王叔和的《脉经》、晋代葛洪的《肘后备急方》、隋代巢元方的《诸病源候论》、唐代孙思邈的《备急千金要方》和《千金翼方》、唐代王焘的《外台秘要》、宋代王怀隐的《太平圣惠方》、明代朱橚的《普济方》、明代王肯堂的《证治准绳》、清代赵学敏的《串雅内外编》、清代吴尚先的《理瀹骈文》等历代医著以及推拿专著中多有关于"膏摩"的记载。

东汉末年

《伤寒杂病论》指出了膏摩可用于预防保健。另外，《伤寒杂病论》记载了一首治疗头风的头风摩散，成为"摩顶膏"的起源。

头风摩散

～张仲景

大附子一枚（炮）　　盐等分

上二味为散，沐了，以方寸匕，已摩疾上，令药力行。

三国时期

华佗是第一位系统地运用膏摩治病的医家，他经常使用按摩手法治疗疾病，尤其是膏摩，并常将膏摩作为一种常规治疗。据《三国志·华佗传》和《后汉书·华佗传》记载，他曾用倒悬、针刺、膏摩等方法治疗顽固性头眩病。另据《诸病源候论》《外台秘要》《备急千金要方》等记载，华佗还将膏摩与火灸同用以治疗"伤寒始得"。《外台秘要·卷第一·诸论伤寒八家合一十六首》曾引述华佗论述伤寒病初起时的膏摩疗效——华佗曰：夫伤寒始得，一日在皮，当膏摩火灸即愈。

两晋南北朝时期

膏摩在这个时期有了发展，已被列为痹证的重要治疗方法。王叔和在《脉经》里论述了痹证导致的疼痛的治法，提出"以药熨之，摩以风膏，灸诸治风穴"。王叔和提出了"风膏"这一命名，为后世医家创制"摩风膏"开了先河。

葛洪是第一位系统论述膏摩的医家。他对膏摩甚为推崇："病有新旧，疗法不同，邪在毫毛，宜服膏及以摩之。"（《医心方·卷第一》），其所撰《肘后备急方》的问世，使膏摩成为证、法、方、药齐备的治法体系。《肘后备急方·卷八》中明言可用于膏摩的膏方有七张，至此膏摩的治疗范围大为扩充，对内、外、妇、五官科诸病均有涉及。

葛洪在前人用膏摩疗法治伤寒杂病的基础上进一步将膏摩推广应用于急救。他在《肘后备急方》中记载对突患霍乱等急症可"煮苦酒三沸以摩之，合少粉尤佳"，另载"治风头及脑掣痛不可禁者，摩膏主之。取牛蒡茎叶捣取浓汁二升，合无灰酒一升，盐花一匙头，火煎令稠成膏，以摩痛处……冬月无叶，用根代之亦可"。这些救急方的疗效是可信的，如现代民间用于治霍乱急症的擦痧疗法、用清凉油膏摩太阳穴治头痛等均与此类似。

隋唐时期

《诸病源候论》是我国现存最早的论述病因专著，其所载按摩方面的内容除导引法之外便是膏摩。该书在记载用膏摩治疗伤寒的同时，还添加了有关膏摩治疗"时气、热病、温病"等外感热病的论述。

唐代孙思邈的《备急千金要方》是继《肘后备急方》之后记载膏摩方最多的医籍。其中对膏摩治疗小儿疾病有了系统的论述。把膏摩作为小儿保健方法的文献，始见于《备急千金要方·卷五上·少小婴孺方上》："小儿虽无病，早起常以膏摩囟上及手足心，甚辟风寒。"膏摩疗法也被进一步用于儿科急症，如《备急千金要方》治疗小儿"中客"之病（包括急性吐泻、腹痛、惊风等症），"用豉数合，水拌令湿，捣熟丸如鸡子大，以摩儿囟及手足心，各五六遍毕，以丸摩儿心及脐，上下行转摩之"。

膏摩疗法一方面可使药物直接作用于肌肤，另一方面可通过按摩疏通经络，促进气血运行，加强药物吸收，因此，对一些外伤科疾病和皮肤病是一种较好的治疗方法。后来，人们在此基础上将其用于皮肤美容保健，更有其独到的功效。早在唐代便产生了许多美容保健方面的膏摩方，而后一直在持续发展，至今膏摩方仍被广泛应用在我们日常生活中。从文献资料看，膏摩疗法在皮肤美容保健方面的应用甚至超过了皮肤病的治疗。例如《备急千金要方》有一首"治头中二十种病，头眩，发秃落，面中风"的摩膏方，由蜀椒、莽草、桂心、蔄茹、附子、细辛、半夏、干姜八味药组成，使用猪脂和膏，使用时"先沐头令净，然后以药摩囟上，日一即愈"。这首方一直流传到宋代，在《太平圣惠方》中仍被保留下来，但被易名为蔄茹膏，主要用于治疗秃发，在使用时要求"以药摩于秃上"。由于膏摩是头面齿发等美容保健的有效途径，因而有关这方面的资料甚丰，诸如消除面部黑斑、雀斑，使皮肤增白变嫩、令人面带光泽、黄发转黑、洁齿固牙、灭除瘢痕等，其中不乏精当之方。孙思邈强调推拿具有保健与抗衰老的作用，如《备急千金要方·卷二十七养性·道林养性第二》载："每食讫，以手摩面及腹，令津液流通。……行毕，使人以粉摩腹上数百遍，则食易消，大益人，令人能饮食无百病。"

　　《备急千金要方》已经论及运用膏摩治疗眼疾，但未论及具体方法。如《备急千金要方·卷第七·风毒脚气·膏第五》云："神明白膏，治百病，中风恶气及头面诸病，青盲风目，烂眦管翳，耳聋鼻塞，齟齿。"《备急千金要方》载，含服或外摩"赤膏"，可治耳聋、齿痛；"除热揉眼方"可治因风邪引起的眼部肿痛等。在具体的膏摩制作过程中，药物投置顺序、火候的大小、煎煮时间等方面都有讲究。如"赤膏"煎时"先极微火煎地黄汁、乌麻脂三分减一，乃下丁香、熏陆香，煎三十沸，乃下黄丹。次下蜡，煎之使消。以匙搅之数千回，下之停凝用之。"

古人认识到，膏摩疗法对于脏腑疾病，虚证实证皆可应用：有邪者，可"令百节通利，邪气得泄"；不足者，则"有资于外，岂小补哉？"由于它是一种安全、有效的内病外治法，故被广泛应用于内科、妇科、儿科疾病的防治。唐代王焘辑录而成的《外台秘要·卷二十二·鼻塞常清涕方二首》曰："肘后疗老小鼻塞，常有清涕出方。杏仁二分，附子二分，细辛一分。上三味切，以苦酒拌，用猪脂五两煎，成膏，去滓以点鼻中即通，又以摩囟上佳。"

宋金元时期

在金元四大家中，朱丹溪和刘河间都倡用膏摩，朱丹溪有"摩腰膏"，刘河间有治疗"肉苛证"的"前胡散"。《丹溪心法·卷四·腰痛七十三》中载有"治老人虚人腰痛"的"摩腰膏"："摩腰膏，治老人虚人腰痛……附子尖、乌头尖……摩腰上……随即觉热如火，日易一次。"朱丹溪的"摩腰膏"与《圣济总录》的"大补益摩膏"大致相同。《太平圣惠方·卷第四十四·治五种腰痛诸方》中载有两首摩腰方，分别是"治五种腰痛，肾脏久冷"的"摩腰丸"和"治五种腰痛，肾气衰冷，阳惫腰痛"的"摩腰散"。"治五种腰痛，肾脏久冷，宜用摩腰丸方。丁香末半两，……每用两丸热炙手，于腰间摩令热彻为度。""治五种腰痛，肾气衰冷，阳惫腰痛，宜用摩腰散方。野狐头及尾骨各一两，……摩腰，须臾即效。"元代许国祯在《御药院方》中也有"摩风膏""陈元膏""摩腰丹"等记载。

《太平圣惠方》首次将摩顶膏摩法运用于眼科疾病的治疗，如《太平圣惠方·卷第三十二·治眼摩顶膏诸方》介绍了三首膏摩方："治一切眼疾，及生发，退热毒风，摩顶膏方。生油二升，黄牛酥三两，莲子草汁一升，……其膏即成……其膏治肾虚眼暗，及五脏毒风，气上冲入脑……风毒自散也。"另外两首治眼膏摩方是："治脑热眼睛，头旋发落，心中烦热，宜用摩顶膏方"和"治眼前见花，黄黑红白不定，摩顶膏方"。《圣济总录·卷第一百五·赤脉波贯黑睛》也有"生铁熨斗子"配合"摩顶明目膏方"治疗"风热冲目，赤脉胬肉"。又云："每日饭后，及卧时，开发滴顶心，以生铁熨斗子，摩顶一二千下，兼去目中热毒，昏障痛涩。"

宋以前的膏摩主要用于内科、皮肤科及五官科的疾患，而《圣济总录》将其运用于跌打损伤中，其特点是"炙手摩令热"或"热手摩之"，即将手部搓热，然后用手按摩患处，直至按摩部位感到透热。这样做不仅有助于药物的吸收，还能通过手部传递的热量，达到温暖经络、通畅脉络的效果。

清代

清代医家吴师机认为："外治之理，即内治之理，外治之药，亦即内治之药，所异者，法耳。"他在中医外治法方面积累了丰富的经验，提出了外治法的理论基础，对药膏的运用尤为熟练，成为外治法与药膏应用的专家。吴师机治小儿痰迷不醒，口流涎沫，手足拘挛等症，"用陈胆星一两五钱，犀角、羚角各一两，生龙齿七钱，白芥子五钱，辰砂一钱，陈米汤丸，金箔衣。可预合备急。临用以一丸擦胸背并敷脐"。在小儿病情急重，用药困难，特别是寒热莫辨、虚实难分的情况下，膏摩疗法的确不失为急救良法。

吴师机治各种有痰咳嗽，"用青黛、瓜蒌、贝母，研末，和白蜜为丸擦（胸部），甚佳。干咳嗽，火郁也，姜汁和蜜擦背佳"。又治哮喘及痰结胸，用"白凤仙花根叶熬浓汁，擦背上。极热，再用白芥子三两，白芷、轻粉各三钱，蜜调作饼，贴背心第三骨节，虽热痛勿揭，正是拔动病根"。

曹浚来，广东乐昌人。清初，在山寺读书，遇一异人，观其手相说："君非青云路中人，宜学医济世。"于是他放弃功名，潜心医学。受异人传授"龙宫方脉"，并精通岐黄（中医）之术，在乐昌行医，不论患者贫富，有求必应，治病救人。奇难杂症，治者必愈，县内颇负盛名。乡人称曹浚来为"神医"，蜚声乐邑。据传著有《医法心传》，但现在没有看

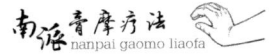
到相关著作。当地民间仍然流传着他的膏摩疗法。

民国时期

由于民国时期政府歧视中医，使得整个中医事业处于举步维艰的境地。膏摩疗法也被列入末流而备受冷落。但是，推拿以及整个中医学在广大人民群众中具有深厚的基础，享有很高的声誉，它仍然顽强地向前发展，并取得了一些可喜的成就，其中《鲟溪外治方选》载有膏摩外治方数十首。

陆锦燧，字晋笙。1913年开始悬壶于上海，著述颇多，其中《鲟溪单方选》二卷、《鲟溪外治方选》二卷、《用药禁忌书》二卷、《外候答问》十二卷、《重古三何医案》三卷、《景景医话·附医话录旧》等流传至今。《鲟溪外治方选》二卷详细介绍了多种搭配药物进行推拿的方法，无论在用药方面还是在手法方面，均更加灵活多变。

《鲟溪单方选》《鲟溪外治方选》为两部颇具特色而传本较少的著作，两书共载方5 300余首，辑方注重简、验、便、廉，分类详尽，便于检索，切于实用。

当代

夏惠明，主任中医师，教授，硕士研究生导师，全国第四、五、六批老中医药专家学术经验继承工作指导老师，"滇派膏摩"代表人物，云南省"国医名师"。夏教授1964年毕业于上海中医学院附属推拿专科学校，从事医疗、教学、科研近60年，对一指禅推拿流派、滚法推拿流派、内功推拿流派等疗法皆有深入的研究和实践。强调手法以柔和为基础，以深透为目的，主张理筋与整复并重，倡导中西医结合，辨证辨病辨经相结合，临床上不仅关注病变的局部，同时还考虑全身整体状况，根据具体的病症、病情及受影响的部位来实施相应的治法，特别反对手法千篇一律。擅长推拿治疗颈椎病、腰椎间盘突出症、脊柱侧弯、骨质疏松症等脊柱疾病。为治疗风湿顽痹，腿脚不遂，四肢拘挛等证而自创乌头摩风酊和冬青膏，主持了"乌头摩风酊加推拿治疗腰椎间盘突出症的临床研究"，并获1999年度云南省卫生厅科技成果进步三等奖，促进了膏摩疗法的发展。

曾科学，主任中医师，医学博士，广州中医药大学硕士研究生导师，广东省人口文化促进会健康养生专业委员会主任委员，"南派膏摩疗法"传承人，擅长以推拿手法及岭南飞针治疗各种骨关节疾病及内科疾病。2005年于《中国民族医药杂志》发表《傣医膏摩的形成与发展》，通过对傣医膏摩历史演变的调查研究，系统阐述了傣医膏摩的形成与发展，反映了傣医膏摩独特的民族性和地域性。在临床工作中，将傣医膏摩的理论体系与中医内功推拿的手法相结合，挖掘岭南地区民间膏摩疗法，结合韶关市乐昌市当地膏摩疗法特色，丰富了南派膏摩疗法；规范膏摩治疗手段，提高膏摩疗法的临床疗效，在用药思维和手法技巧等方面强调应灵活多变，使适应证范围更加广泛。

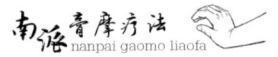

第二节 我国南北人群体质差异

中医学认为，影响体质的因素无外乎先天和后天两种，后天因素包括地貌差异、气候水土、饮食习惯、生活劳逸、社会因素等。不同的环境自然会引起不同的体质特性。

由于我国南北地势不同而产生的地理、气候、物产差异性，决定了人的居住条件与环境、饮食结构及饮食习惯各有不同。地势有高低，地域有南北，气候有寒温，病发有不同。先天与后天两方面因素直接影响人体的体质强弱及疾病的种类与性质，因此不同地方得病各异，治法各有所宜。《黄帝内经》有言："阳气者，若天与日，失其所，则折寿而不彰。"阳气固密得好，机体阳气充沛，各项生理功能协调，容易处于阴平阳秘的状态。

南方地区，气候炎热，适合自然界万物长养的夏季气候时间更久，是我国阳气最盛的地方；但又地势低下，水土潮湿，雾露经常聚集。因气候高温多雨，潮湿，人们喜食生冷，阴寒之气频频进入体内，阳气开泄易散，阳气不得闭藏。气耗散得多，机体阳气不足，易发生筋脉拘急、麻木不仁等疾病。

北方地区，地势较高，自然气候上冬天的时间更久，属闭藏气象。人们居住在山上，或经常处在寒风凛冽的环境中。因而北方人阳气固密，阳气闭藏得好，自身力量充足，体质较平和。

在用药的选择上，因气候、体质的阴阳盛衰对药物的疗效有一定影响，故多选用祛风除湿、温中散寒、活血止痛等药物用于风湿痹痛、骨节疼痛、腰腿不遂、四肢拘挛、皮肤不仁等病证的治疗。

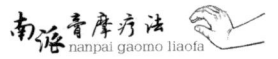
第三节　不同体质对膏摩方的选择

一、平和质

最稳定的、最健康的体质。产生的原因一般是先天禀赋良好，后天调养得当。平和体质是以体态适中、面色红润、精力充沛、脏腑功能状态强健壮实为主要特征的一种中医体质养生状态。

〖 体质特征 〗

形体特征：体态适中，面色红润，精力充沛，脏腑功能强健壮实，是一个和谐生命的范本。

常见表现：面色、肤色润泽，头发稠密有光泽，目光有神，鼻色明润，嗅觉通利，味觉正常，唇色红润，精力充沛，不易疲劳，耐受寒热，睡眠安和，胃口良好，两便正常，舌色淡红，苔薄白，脉和有神。对自然环境和社会环境适应能力较强，平常较少生病。

成因：先天禀赋良好，后天调养得当，即先天遗传条件良好，后天饮食起居习惯适宜。

　　适宜膏摩方：清风宽筋膏、冬青膏。

二、气虚质

　　由于元气不足而形成的，以气息低弱，机体、脏腑功能状态低下为主要特征的一种体质状态。

〔 体质特征 〕

　　形体特征：肌肉不健壮。

　　常见表现：主项为平素语音低怯，气短懒言，肢体容易疲乏，精神不振，易出汗，舌淡红，舌体胖大、边有齿痕，脉象虚缓。副项为面色偏黄或白，目光少神，口淡，唇色少华，毛发不华，头晕，健忘，大便正常，或有便秘但不结硬，或大便不成形，便后仍觉未尽，小便正常或偏多。平素体质虚弱，卫表不固易患感冒或病后抗病能力弱、易迁延不愈、易患内脏下垂、虚劳等病。对外界环境适应能力较弱，不耐受寒邪、风邪、暑邪。

　　成因：先天体弱，后天失养或病后气亏。如家族成员多数体弱、孕育时父母体弱、早产、人工喂养不当、偏食、厌食，或因年老气衰等。

　　适宜膏摩方：参芪建中膏。

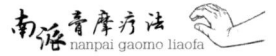

三、阳虚质

由于阳气不足而形成的，以虚寒现象为主要特征的体质状态。

〔 体质特征 〕

形体特征： 多为形体白胖，肌肉不壮。

常见表现： 主项为平素畏冷，手足不温，喜热饮食，精神不振，睡眠偏多，舌淡胖嫩边有齿痕、苔润，脉象沉迟而弱。副项为面色柔白，目胞晦暗，口唇色淡，毛发易落，易出汗，大便溏薄，小便清长。发病多为寒证，或易从寒化，易病痰饮、肿胀、泄泻。对外界环境适应能力较弱，不耐受寒邪、耐夏不耐冬、易感湿邪。

成因： 先天不足，或病后阳亏。如家族成员中均有虚寒表现，孕育时父母体弱或年长受孕，早产，平素偏嗜寒凉而损伤阳气，久病阳亏，年老阳衰等。

适宜膏摩方： 桂附温阳膏、太一神膏、乌头膏。

四、阴虚质

由于体内津液精血等阴液亏少而形成的，以阴虚内热为主要特征的体质状态。

﹝ 体质特征 ﹞

形体特征：体形瘦长。

常见表现：主项为手足心热，平素易口燥咽干，鼻微干，口渴喜冷饮，大便干燥，舌红少津少苔。副项为面色潮红、有烘热感，目干涩，视物花，唇红微干，皮肤偏干、易生皱纹，眩晕耳鸣，睡眠差，小便短涩，脉象细弦或数。平素易患有阴亏燥热的病变，或病后易表现为阴亏症状。对外界环境适应能力较弱，平素不耐热邪，耐冬不耐夏、不耐受燥邪。

成因：先天不足，或久病失血，纵欲耗精，积劳伤阴。如家族成员体形多偏瘦，孕育时父母体弱或年长受孕，早产，或曾患出血性疾病等。

适宜膏摩方：冬青膏、牡丹膏。

五、痰湿质

由于水饮内停痰湿凝聚而形成的，以黏滞重浊为主要特征的体质状态。

﹝ 体质特征 ﹞

形体特征：体形肥胖、腹部肥满松软。

常见表现：主项为面部皮肤油脂较多，多汗且黏，胸闷，

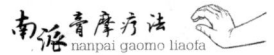

痰多。副项为面色淡黄而暗，眼胞微浮，容易困倦，平素舌体胖大，舌苔白腻，口黏腻或甜，身重不爽，脉滑，喜食肥甘甜黏，大便正常或不实，小便不多或微混。易患消渴、中风、胸痹等病证。对梅雨季节及潮湿环境的适应能力差。

成因：先天遗传，或后天过食肥甘。

适宜膏摩方：商陆膏、皂荚膏、摩风白芷膏。

六、湿热质

以湿热内蕴为主要特征的体质状态。

〖 体质特征 〗

形体特征：形体偏胖或苍瘦。

常见表现：主项为平素面垢油光，易生痤疮粉刺，舌质偏红，苔黄腻，容易口苦口干，身重困倦。副项为形体偏胖或苍瘦，心烦懈怠，眼睛红赤，大便燥结或黏滞，小便短赤，男易患阴囊潮湿，女易患带下增多，脉象多见滑数。易患疮疖、黄疸、火热等病证。对潮湿环境或气温偏高，尤其夏末秋初，湿热交蒸的气候较难适应。

成因：受先天因素影响，或久居湿地、善食肥甘，或长期饮酒，火热内蕴。

适宜膏摩方：清润黄连膏、冬青膏。

七、瘀血质

指体内有血液运行不畅的潜在倾向或瘀血内阻的病理基础，并表现出一系列外在征象的体质状态。

〖 体质特征 〗

形体特征：瘦人居多。

常见表现：主项为平素面色晦暗，皮肤偏暗或色素沉着，容易出现瘀斑、易患疼痛，口唇暗淡或紫，舌质暗有点、片状瘀斑，舌下静脉曲张，脉象细涩或结代。副项为眼眶暗黑，鼻部暗滞，发易脱落，肌肤干，女性多见痛经、闭经，或经血中多凝血块，或经色紫黑有块、崩漏，或有出血倾向、吐血。易患出血、消瘦、中风、胸痹等病。对外界环境适应能力较弱，不耐受风邪、寒邪。

成因：受先天因素影响，或后天损伤，忧郁气滞，久病入络。

适宜膏摩方：蹉跌膏、通脉养心膏。

八、气郁质

由于长期情志不畅、气机郁滞而形成的以性格内向不稳定、忧郁脆弱、敏感多疑为主要表现的体质状态。

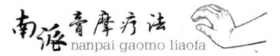
﹝ 体质特征 ﹞

形体特征： 形体瘦者为多。

常见表现： 主项为性格内向不稳定、忧郁脆弱、敏感多疑，平素忧郁面貌，神情多烦闷不乐。副项为胸胁胀满，或走窜疼痛，多伴有善太息，或暖气呃逆，或喉间有异物感，或乳房胀痛，睡眠较差，食欲减退，惊悸怔忡，健忘，痰多，大便多干，小便正常，舌淡红，苔薄白，脉象弦细。易患郁症、脏躁、百合病、不寐、梅核气、惊恐等病证。对精神刺激适应能力较差，不喜欢阴雨天气。

成因： 先天遗传，或因精神刺激，暴受惊恐，所欲不遂，忧郁思虑等。

适宜膏摩方： 柴附疏肝膏、摩脐膏。

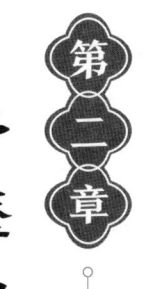

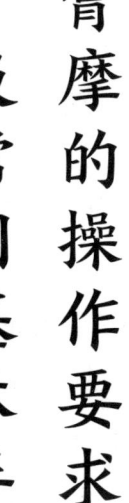

第二章

膏摩的操作要求
及常用基本手法

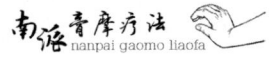

第一节　操作要求

膏摩手法技术的基本要求是持久、有力、均匀、柔和。

持久，是指手法能够持续运用一定时间，保持动作和力量的连贯性。

有力，是指手法必须具备一定的力量，并根据治疗对象、体质、病证虚实、施治部位和手法性质而变化。

均匀，是指手法动作的节奏、频率、压力大小要稳定。

柔和，是指手法动作的轻柔灵活及力量的缓和，不能用滞劲蛮力或突发暴力，而要"轻而不浮，重而不滞"。

以上基本要求之间是密切相关、相辅相成的。持久能使手法逐渐渗透有力，均匀协调的动作可使手法更趋柔和，而力量与技巧相结合则使手法既有力又柔和，即所谓"刚柔相兼"。在手法的掌握中，力量是基础，手法技巧是关键，两者兼有时，才会达到渗透的效果。用手指或手掌的局部刺激能使药物直接达到操作部位的深层组织而达到治疗效果，而局部刺激可以通过按摩穴位、经络等间接起到调整脏腑的作用。

第二节 常用基本手法

先按处方配制成软膏，将少许软膏涂抹于体表穴位上，再用手法或器具进行按摩治疗。临床多用擦法、摩法、平推法和按揉法。

擦 法

用手掌紧贴皮肤，稍用力下压并作上下向或左右向直线往返摩擦，使之产生一定的热量，称为擦法。

1. 手法要领：

①上肢放松，腕关节自然伸直，以全掌、大鱼际或小鱼际为着力点，作用于治疗部位，以上臂的主动运动，带动手做上下向或左右向的直线往返摩擦移动，不得歪斜。更不能以身体的起伏摆动去带动手的运动。

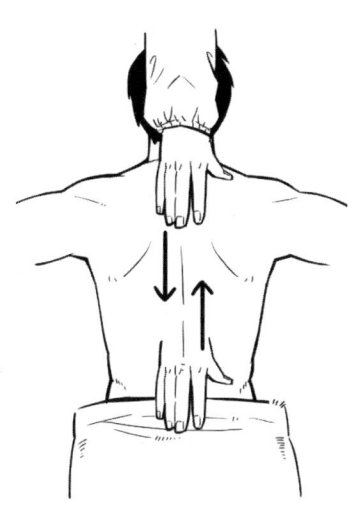

②摩擦时往返距离要拉得长，而且动作要连续不断，如拉

锯状，不能有间歇停顿。如果往返距离太短，容易擦破皮肤；若动作有间歇停顿，就会影响到热能的产生和渗透，从而影响治疗效果。

③压力要均匀而适中，以摩擦时不使皮肤起皱褶为宜。

④施法时不能操之过急，呼吸要调匀，千万不能屏气，以伤气机。

⑤摩擦频率一般在每分钟100次左右。

2. 施法及适用部位：视身体部位面积大小及受力情况可选择手掌全掌、大鱼际或小鱼际实施该法。

全掌：（掌擦）用于胸腹、胁肋部为主。

大鱼际：（鱼际擦）用于四肢为主，尤以上肢为多用。

小鱼际：（侧擦）用于背部、腰骶部为主。

3. 功能：具有健脾和胃、温阳益气、温肾壮阳、祛风活血、消瘀止痛等作用。

4. 主治：常用于治疗体虚乏力、脘腹胀痛、月经不调、腰背风湿痹痛等病证。

5. 注意事项：

①室内要保持暖和，以免患者着凉。

②擦法是在体表直接摩擦，为保护皮肤，防止擦破，施法前要在治疗部位涂抹少量药膏，起润滑作用。

③在临床上，擦法常作为最后使用之手法，一般在擦法之后，就不再在该部使用其他手法，以免皮肤破损。但擦法之后

可辅以热灸,以加强疗效。

〔 摩 法 〕

用食指、中指、无名指指面或大鱼际肌腹或手掌面,着力于一定治疗部位,通过肩关节在前外方向的小幅度环转,使着力面在治疗部位做有节奏的环形平移摩擦的手法,称摩法。

1. 手法要领:

①肩关节放松,肘关节自然屈曲,以施法者自身上肢重力作为预应力按在治疗部位。

②用指摩法时,腕关节略屈并保持一定的紧张度,适合在面积较小的部位操作;掌摩法适宜在面积较大的部位施法,以全掌贴压在治疗部位。各式摩法在做圆周摩转时,要求在四周均匀着力,不能一边重一边轻。

③操作时仅与皮肤表面发生摩擦,不宜带动皮下组织,这是摩法与揉法的主要区别。一般操作频率为每分钟100～120周,指摩法动作轻快,而掌摩法宜稍重稍缓。《石室秘录》曰:"摩法,不宜急,不宜缓,不宜轻,不宜重,以中和之义施之。"

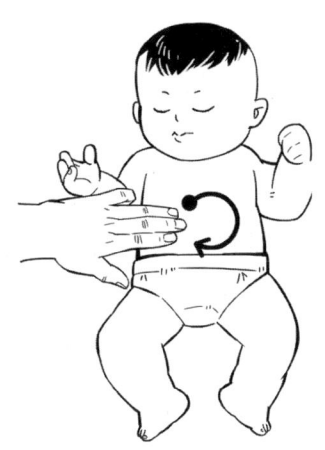

④根据摩法的操作频率和运动方向,决定手法的补泻作用,例如急

摩为泻、缓摩为补，顺摩为泻、逆摩为补，可供临床参考。

2. 适用部位：主要适用于胸胁、脘腹部，也可用于头面部。

3. 功能：具有疏肝理气、温中和胃、健脾助运、消积导滞及调节肠胃蠕动、镇静安神等作用。

4. 主治：常用于治疗中焦虚寒、脘腹胀满、肠鸣腹痛、胸闷气滞、胁肋胀痛、胸胁屏伤、泄泻、便秘、下元虚冷、面瘫、面肌痉挛等病证。在少腹部操作时，顺时针方向摩运可通调肠腑积滞，起到泻热通便的作用；而逆时针方向摩运则能温中止泻，发挥温补下元的功效。

5. 注意事项：

①室内要保持暖和，以免患者着凉。

②摩法是在体表直接摩擦，为保护皮肤，防止擦破，施法前要在治疗部位涂抹少量油类或膏摩等介质润滑。

③摩法不宜急，不宜缓，不宜轻，不宜重，以中和之义施之。

﹝ 平推法 ﹞

着力较重，推动时需要一定压力。根据病情和治疗部位不同，临床操作中分为拇指平推法、掌平推法、拳平推法、肘平推法四种。

（一）拇指平推法

用拇指面着力，其余四指分开助力，按经络循行路线或与肌纤维方向平直向前推进，称为拇指平推法。

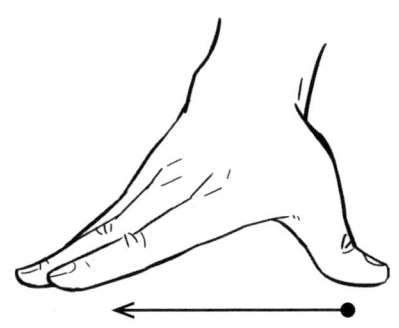

1. 手法要领：在推进过程中，可用拇指桡侧面在重点治疗部位或穴位上做缓和的按揉动作数次或短距离来回推动，推进的速度要缓慢，着力部分要紧贴皮肤。

2. 适用部位：本法适用于全身各部位。常用于肩背部、胸腹部及四肢部。

3. 功能：具有疏通经络、理筋整复、消瘀散结、缓解软组织痉挛疼痛等作用。

4. 主治：本法轻柔和缓，刺激量中等，常用以治疗风湿痹痛、肢体筋骨酸痛、伤筋、扭伤、软组织损伤、腰肌劳损等病证。

5. 注意事项：

①力量不宜过大，用力均匀持久，速度要缓慢渗透，做单方向的直线移动。

②按摩前应先在治疗部位涂抹少量润滑类介质，使皮肤有一定的滑润度，利于操作，以免推破皮肤。

（二）掌平推法

用手掌着力，紧贴于治疗部位或穴位上，以掌根部为重

点，向一定方向推进，谓
之掌平推法。

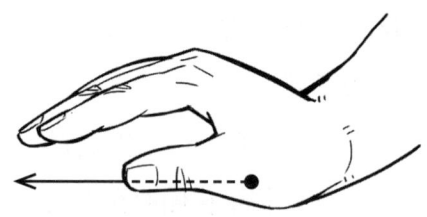

1. 手法要领：手掌
着力部分（大鱼际）要紧
贴皮肤，稍加力气前后推动，手腕、手指自然伸直，或用掌根
着力，但不可一味追求力度而过度按压。

2. 适用部位：多用于腰背、胸腹及大腿等部位。

3. 功能：具有行气活血，散瘀止痛，解除肌肉、经脉痉挛
疼痛等作用。

4. 主治：常用于治疗腰腿痛、肩背酸痛、伤筋、肩周
炎、颈椎病、胸腹胀痛等病证。

5. 注意事项：

①力量不宜过大。若需要增大压力时，可用另一只手重叠
缓慢推进。一般可连续操作5～10遍。

②从一点推向另一点途中需要加重手法刺激的某些穴位可
配合按揉或按压等手法。

（三）拳平推法

平握拳状，以食指、
中指、无名指、小指的指
间关节突起处着力，或
以拇指第2节桡侧面和食
指、中指、无名指、小指

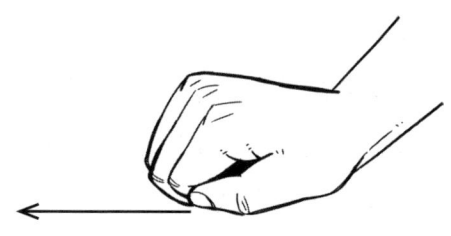

第2节着力，向一定方向推进，谓之拳平推法。

1. 手法要领：推时指关节突起处或指背面着力，要紧贴皮肤，推动速度宜缓慢。不要过度按压以免损伤皮肤。

2. 适用部位：本法多用于肩背部、腰臀部及四肢肌肉较丰厚处等部位。

3. 功能：具有舒筋通络、行气活血、散瘀止痛等作用。

4. 主治：本法是推法中刺激量较强的一种手法。多用于软组织劳损、伤筋，以及风湿痹痛、肌肉迟缓无力等病证。

5. 注意事项：

①按摩前应先在治疗部位涂抹少量润滑类介质，使皮肤有一定的滑润度，利于操作，以免推破皮肤。

②对从一点推向另一点途中需要加重手法刺激的某些穴位可配合拳尖刺激。

③此法是平推法中刺激较强的手法，一般连续操作3~5遍，对耐受较弱者可少用。

（四）肘平推法

推者屈肘，以鹰嘴突出部着力，向一定方向推进，称为肘平推法。

1. 手法要领：肘部着力点要紧压皮肤，用力要均匀深透，移动缓慢，反复多

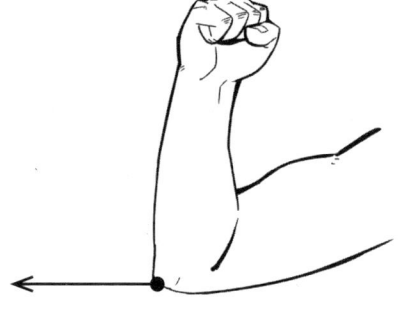

次。在治疗前局部涂用相应药膏，以避免皮肤受损，增加治疗效果。

2. 适用部位：以背脊部、腰臀部、大腿部等部位多用。多用于体形肥胖者。

3. 功能：具有通经活络、开通闭塞、松解肌肉痉挛、散瘀止痛等作用。

4. 主治：本法是平推法中刺激最强的一种手法。多用于治疗腰腿痛、伤筋及下肢瘫痪症等病证。

5. 注意事项：

①肘部着力点要紧压皮肤，用力要均匀深透，移动缓慢，反复多次。

②在治疗前局部涂润滑剂，以避免皮肤受损，并增强治疗效果。

③此法是平推法中刺激性最强的手法，施法时要严格控制手法的力度。

〔 按揉法 〕

以掌根为着力点，在治疗部位带动皮肤一起做轻柔缓和的回旋动作，使皮下组织层之间产生内摩擦的手法，称按揉法。

1. 手法要领：以掌根部着力，手腕放松，以腕关节连同前臂做小幅度的回旋活动。压力轻柔，揉动频率一般为每分钟120～150次。

2. 适用部位：多用于腹胸部。本法刺激轻柔和缓，适用于胸腰部、胸肋部、头面部、腰背部及四肢部，尤其多用于全身穴位，常配合按法按揉穴位。

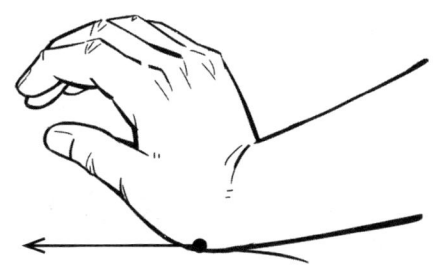

3. 功能：具有宽胸理气、健脾和胃、活血散瘀、消肿止痛、调节胃肠功能等作用。

4. 主治：本法是推拿手法中常用手法之一，临床常配合其他手法来治疗胃脘胀满、胸闷肋痛，因组织损伤引起的红肿疼痛等病证。

5. 注意事项：

①所施压力要适中，以受术者感到舒适为度，动作要灵活而有节律性。

②频率为每分钟120～150次。

③腕关节自然放松。

④揉动时要带动皮下组织一起运动，不可在体表形成摩擦运动。

⑤中指与前臂近呈直角，利于手掌的左右摆动。

⑥前臂与上臂之间的夹角大于90°。

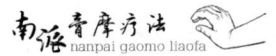
第三节　辅助实操工具：膏摩砭

膏摩疗法操作时还可借助器具——膏摩砭。膏摩砭是根据人体结构特点设计，既可尽最大可能满足人体各个部位行膏摩手法，能轻松按摩身体任何部位，亦可作为点穴、手指关节部位点按、穴位按摩、全身按摩等的理想保健工具。同样的手法还可根据其着力部位、施法部位、操作方向、受术者体位的不同来选用不同的器具。器具形式多样，现有改良出以硅胶制成的手持膏摩砭，便于持握，无副作用，简单易学，因其触感舒适，常被用于成人面部治疗和儿童治疗中。膏摩砭具有发散行气、活血、通络、软坚散结的作用，在治疗过程中能使人体局部皮肤增温，改善血液循环、促进新陈代谢等。

一、第一代膏摩砭

特点：小巧、抓握轻便，行手法时稍有痛感，多用于颈肩部、手部等小面积部位。

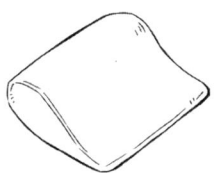

二、第二代膏摩砭

特点：作用面积大，疏通强度大，行手法时痛感较强，多用于肩背部等大面积部位。

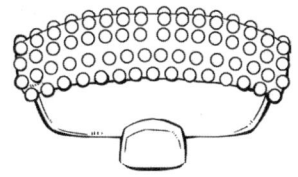

三、第三代膏摩砭

特点：作用面积可调整，疏通强度可根据力度调整，体验感舒适，力度均匀慢慢渗透到穴位，多用于颈肩部、腰背部、腿部。

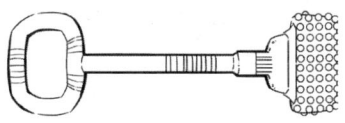

（一）屋檐型膏摩砭

特点：作用面积大，疏通强度大，行手法时痛感较强，多用于背部。

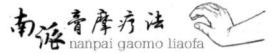
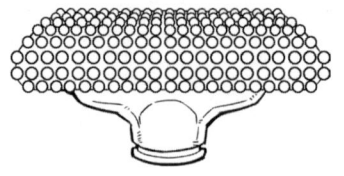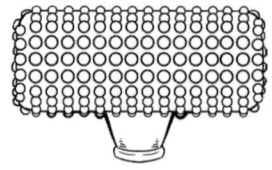

（二）两用型膏摩砭

特点：作用面积广，点穴力度可调整，多用于腰背部、腿部。

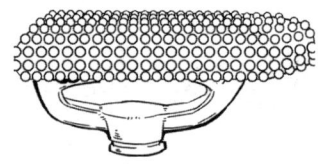

（三）圆柱形膏摩砭

特点：作用面积较大，多用于点穴，急性疼痛可以用稍尖头刺激，慢性疼痛用钝头，适用部位为颈肩部、腿部。

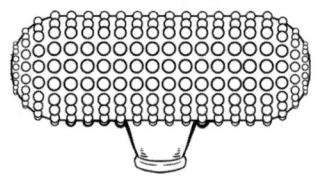

（四）手持型膏摩砭

特点：作用面积小，软度舒适，行手法时几乎无痛感，可用于儿童，成人面部、颈部。

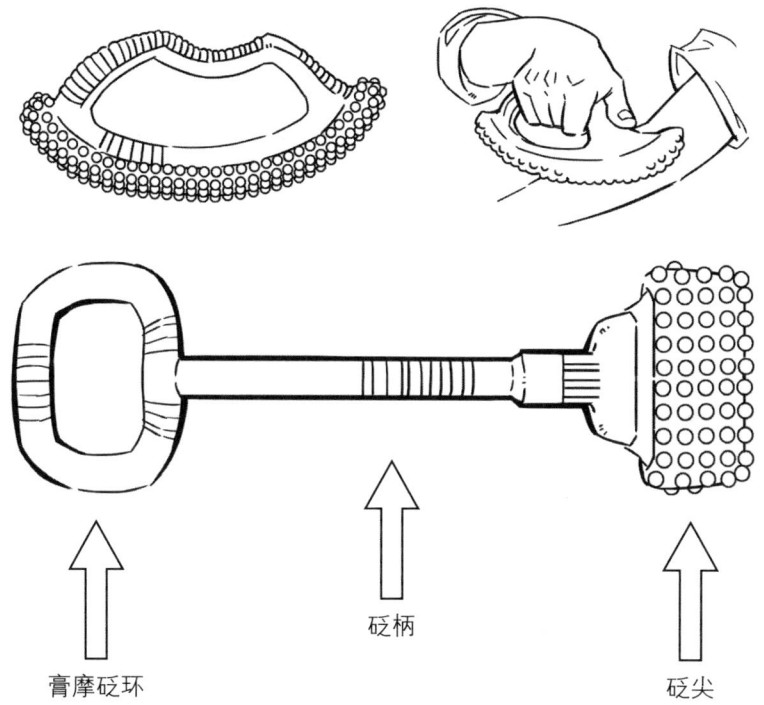

膏摩砭环　　　　　　　　砭柄　　　　　　　　砭尖

使用操作要点：

①选择舒适的体位充分暴露操作部位，在皮肤上均匀涂上药膏或其他介质。

②右（主力）手握膏摩砭环，左手握紧砭柄，以砭尖为着力点先以轻、慢手法为主，待患者适应后，逐渐加重、加快，以患者能耐受为度。宜单向、循经络刮拭，遇痛点、穴位时重点着力疏通。

③可先以颈部三线、背部督脉和足太阳膀胱经背俞穴循行路线，振奋一身之阳、调整脏腑功能、增强抗病能力；再根据

病情选择局部阿是穴或经穴点按，可取得更好疗效。

④手法结束后可予红外线频谱仪照射20～30分钟，以促进药物吸收，并嘱患者饮用温开水，以助机体排毒祛邪。

第三章

常用穴位

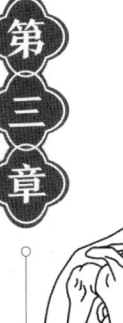

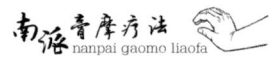

第一节　手太阴肺经

起于中焦，下络大肠，还循胃口（下口幽门，上口贲门），通过膈肌，属肺，至喉部，横行至胸部处上方（中府穴），出腋下，沿上肢内侧前缘下行，过肘窝入寸口上鱼际，直出拇指之端（少商穴）。分支：从手腕的后方（列缺穴）分出，沿掌背侧向食指桡侧端（商阳穴），交于手阳明大肠经。

主治：咳、喘、咯血、咽喉痛等肺系疾患。

五输穴：少商（井）、鱼际（荥）、太渊（输）、经渠（经）、尺泽（合）。

原穴络穴：太渊（原）、列缺（络）。

背俞穴募穴：肺俞（俞）（膀胱经）、中府（募）。

郄穴：孔最（郄）。

八脉交会穴：列缺（通于任脉）。

一、中府：募穴

定位　胸前壁外上方，前正中线旁开6寸，平第1肋间隙处。

主治 咳嗽、气喘、胸满等肺部病证，肩背痛。

操作 可以运用揉法、擦法、点法、揪法。每天顺时针按揉本穴，再逆时针揉按本穴各1~3分钟。每天坚持按摩，可以预防胸闷、气喘、肩背痛。但中府穴下方肌肉偏薄，日常保健不宜用力过大，稍稍施力即可。

二、尺泽：合穴

定位 肘横纹中，肱二头肌腱桡侧凹陷处。

主治 肘臂挛痛，咳嗽、气喘、咳血等肺实热证，急性吐泻等肠胃病，咽喉肿痛、小儿惊风、中暑等急症。

操作 用拇指弹拨尺泽穴100~200次，能防治气管炎、咳嗽、过敏。

三、孔最：郄穴

定位 在尺泽穴与太渊穴连线上，腕横纹上7寸。

主治 肘臂挛痛，咳嗽、气喘、咳血等肺实热证，咽喉肿痛，痔疾。

操作 按法、点法、揉法、按揉法、点揉法、点按法、掐法等。每天用拇指指腹按压孔最穴1~3分钟，可

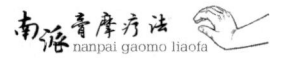

以预防因长时间蹲坐而造成的痔疮，也可以调理肺气、清热止血。

四、列缺：络穴　八脉交会穴

定位　桡骨茎突上方，腕横纹上1.5寸。

主治　咳嗽、气喘、伤风等肺系病（外感病症），咽喉肿痛，头痛、项强、口眼歪斜等头项部疾患。

操作　按法、点法、揉法、按揉法、点揉法、点按法、掐法、拇指弹拨法等。每天坚持用食指指腹揉按列缺穴，每次1～3分钟，对于三叉神经痛、健忘、惊悸等病症，可以起到显著的保健调理效果。

五、经渠：经穴

定位　桡骨茎突与桡动脉之间凹陷处，腕横纹上1寸。

主治　腕臂痛，咳嗽、气喘、胸痛等肺系病，咽喉肿痛。

操作　按法、点法、揉法、按揉法、点揉法、点按法、掐法、拇指弹拨法等。在呼吸不顺畅或者气接不上来时，可用中指指腹揉经渠穴4～5分钟，能达到降逆平喘的功效，使呼吸轻松顺畅。

六、太渊：输穴　原穴

定位　掌后腕横纹桡侧端，桡动脉的桡侧凹陷处。

主治　腕臂痛，咳嗽、气喘等肺系病，咽喉肿痛，无脉症。

操作　用双手拇指指腹按压太渊穴并做环状运动，每次3分钟，每日2次。

七、鱼际：荥穴

定位　第1掌骨中点桡侧，赤白肉际处。

主治　咳嗽、咳血等肺系热性病证，咽喉肿痛，失音，小儿疳积。

操作　用拇指指腹按压穴位并做环状运动，每次3分钟，每日2次。

八、少商：井穴

定位　拇指末端桡侧，距指甲根角侧上方约0.1寸。

主治　咳嗽，咽喉肿痛，鼻衄，高热，昏迷，癫狂。

操作　拇指尖轻轻掐揉少商穴，揉到少商不痛，对防治慢性咽炎非常有效。注意掐按时力度不宜过大，以免受伤。另外，打嗝时，用拇指按压少商，以感觉酸痛为度，持续半分钟，即可止嗝。患急性咽炎、扁桃体炎时，在少商穴点刺放几滴血（用干净无菌的针点刺出血后拿酒精棉球擦拭几次即可），可有效缓解症状。

第二节 手阳明大肠经

起于食指桡侧端（商阳穴），经过手背部行于上肢伸侧（外侧）前缘，上肩，至肩关节前缘，向后到第七颈椎棘突下（大椎穴），再向前下行入缺盆（锁骨上窝），进入胸腔络肺，向下通过膈肌下行至大肠，属大肠。分支：从锁骨上窝上行，经颈部至面颊，入下齿中，回出挟口两旁，左右交叉于人中，至对侧鼻翼旁（迎香穴），交于足阳明胃经。

主治：头面五官疾患、热病、皮肤病、肠胃病、神志病。

五输穴：商阳（井）、二间（荥）、三间（输）、阳溪（经）、曲池（合）。

原穴络穴：合谷（原）、偏历（络）。

背俞穴募穴：大肠俞（俞）（膀胱经）、天枢（募）（胃经）。

郄穴：温溜（郄）。

八脉交会穴：无。

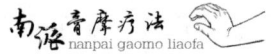

一、商阳：井穴

定位　食指末节桡侧，距指甲根角侧上方0.1寸。

主治　齿痛、咽喉肿痛等五官疾患，热病、昏迷等热证、急症。

操作　用拇指尖掐，刺激此穴7～10次。

二、二间：荥穴

定位　在手指，第2掌指关节桡侧远端赤白肉际处。

主治　目痛、鼻衄、齿痛、口喝、咽喉肿痛等五官疾患（热病）。

操作　用指腹按压，注意按压时力度要适中，每次按摩3～5分钟。

三、三间：输穴

定位　在手背，第2掌指关节桡侧近端凹陷中。

主治　腹胀、泄泻等肠腑病，咽喉肿痛、齿痛、目痛等五官疾患。

操作　用指腹按压，注意按压时力度要适中，每次按摩3～5分钟。

四、合谷：原穴

定位　在手背，第1、2掌骨之间，第2掌骨桡侧中点处。

主治　腹痛、便秘等肠腑病（所有疾病"面口合谷收"），发热恶寒等外感病，热病无汗或多汗，闭经，滞产。

操作　用拇指指尖用力按揉100~200次。此穴位孕妇不宜使用。

五、阳溪：经穴

定位　腕背横纹桡侧，手拇指向上翘时，当拇短伸肌腱与拇长伸肌腱之间的凹陷中。

主治　腕臂痛，目赤肿痛、耳聋、耳鸣、齿痛、咽喉肿痛等五官疾患。

操作　用拇指按揉100~200次或用拇指尖垂直掐按此穴，每次1~3分钟。

六、偏历：络穴

定位　屈肘，在阳溪穴与曲池穴连线上，腕横纹上3寸处。

主治　手臂酸痛，耳鸣、鼻衄等五官疾患，腹部胀满，水肿。

操作　将手指指端与其余四指指面相对，拇指按住偏历

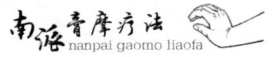

穴，保持一定的力度进行旋转按揉。以按揉35次为1组，一般交替按揉3~5组即可。

七、曲池：合穴

定位　在肘横纹外侧端，屈肘，当尺泽与肱骨外上髁连线的中点处。

主治　上肢不遂，手臂肿痛等上肢病证，腹痛吐泻等肠胃病，咽喉肿痛、齿痛、目赤痛等五官热性疾患，瘰疬、瘾疹、湿疹等皮肤病，热病，高血压，癫狂。

操作　用拇指弹拨，每次1~3分钟。

八、肩髃

定位　肩峰端下缘，肩峰与肱骨大结节之间，三角肌上部中央，肩峰前下方凹陷处。

主治　肩臂挛痛、上肢不遂等肩、上肢病证，瘰疬，瘾疹。

操作　搓揉本穴或者以中指指腹点揉本穴，每次3~5分钟。

九、迎香

定位　鼻翼外缘中点，旁开0.5寸，当鼻唇沟中。

主治　鼻塞、鼻衄、口㖞等局部病证，胆道蛔虫病。

操作　用拇指按揉迎香穴100~200次，或用食指指腹点按
迎香穴，每次1~3分钟。

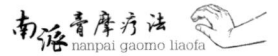

第三节　足阳明胃经

　　起于鼻翼旁（迎香穴）挟鼻上行，左右交会于鼻根部，旁行入目内眦，与足太阳膀胱经相交，向下沿鼻柱外侧，入上齿中，出而挟口两旁，环绕嘴唇，在颏唇沟（承浆穴）处左右相交，退回沿下颌骨后下缘到大迎穴处，沿下颌角上行过耳前，经过上关穴，沿发际，到额前。分支1：从颌下缘（大迎穴）分出，下行到人迎穴，沿喉咙向下后行至大椎，折向前行，入缺盆，深入体腔，下行穿过膈肌，属胃，络脾。直行者向下从缺盆出体表，沿乳中线下行，挟脐两旁（旁开2寸），下行至腹股沟外的气街穴。分支2：从胃下口幽门处分出，沿腹腔内下行到气街穴，与直行之脉会合，而后下行大腿前侧，至膝膑沿下肢胫骨前缘下行至足背，入足第2趾外侧端（厉兑穴）。分支3：从膝下3寸处（足三里穴）分出，下行入中趾外侧端。分支4：从足背上冲阳穴分出，前行入足大趾内侧端（隐白穴），交于足太阴脾经。

　　主治：肠胃病、头面五官病、神志病、皮肤病、热病。

　　五输穴：厉兑（井）、内庭（荥）、陷谷（输）、解溪

（经）、足三里（合）。

原穴络穴：冲阳（原）、丰隆（络）。

背俞穴募穴：胃俞（俞）（膀胱经）、中脘（募）。

郄穴：梁丘（郄）。

八脉交会穴：无。

一、承泣

定位　目正视，瞳孔直下，目眶下缘与眼球之间。

主治　近视、迎风流泪、夜盲、眼睑瞤动等目疾，口眼歪斜，面痉。

操作　以手指指腹或指节向下按压，并作圈状按摩。点揉，用中指行间歇按压，力度适中为宜，一般1日2次。

二、地仓

定位　目正视，瞳孔直下，口角旁开0.4寸。

主治　口喎、流涎、三叉神经痛等面部病证。

操作　双手食指按压，并进行圈状按摩。

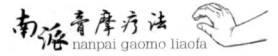

三、颊车

定位 下颌角前上方约1横指，在面颊部，下颌角前上方，耳下大约1横指处，咀嚼时肌肉隆起时出现的凹陷处。左右各一。

主治 口㖞、齿痛、颊肿、牙关不利等局部病证。

操作 用双手拇指放于同侧面部颊车穴，由轻渐重按压1～2分钟，可以起到解痉止痛、活血消肿的作用。

四、下关

定位 在耳屏前，下颌骨髁状突起前方，当颧弓与下颌切迹所形成的凹陷中。合口有孔，张口即闭。

主治 耳聋、耳鸣、聤耳等耳疾，齿痛、三叉神经痛、口眼歪斜、牙关不利等面口病证。

操作 用中指顺时针方向按揉患侧下关穴2分钟，按后再点按30秒，以局部感到酸胀并向整个面部发散为好。

五、头维

定位 额角发际直上0.5寸，头正中线旁4.5寸处。

主治 头痛、目眩、目痛等头目病证。

操作　用双手中部指腹按揉并做环状运动，每次5分钟。

六、梁门

定位　当脐上4寸，前正中线旁开2寸。

主治　胃痛、呕吐、纳少、泄泻等胃肠疾病。

操作　用手指的指端对腹部的梁门穴进行揉搓刺激，按摩约1分钟，待穴位处微微热胀即可。

七、天枢：大肠经募穴

定位　脐中旁开2寸。

主治　腹胀肠鸣，绕脐痛，便秘，泄泻，痢疾，月经不调、痛经等妇科疾患。

操作　可以采用拇指按揉的方法，力度稍大，以产生酸胀感为佳。

八、梁丘：郄穴

定位　屈膝，在髂前上棘与髌骨外缘连线上，髌骨外上缘上2寸。

主治　膝肿痛、下肢不遂等下肢病证，急性胃痛，乳痈、

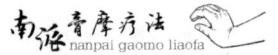

乳痛等乳疾。

操作　用拇指朝大腿方向按压或揉按此穴1分钟。

九、犊鼻

定位　屈膝，髌韧带外侧凹陷中，又名外膝眼。

主治　膝肿痛、下肢麻痹、屈伸不利等下肢、膝关节疾患。

操作　用中指指腹轻柔按摩，每次1～3分钟。

十、足三里：合穴

定位　犊鼻穴下3寸，胫骨前嵴外1横指处。

主治　下肢痿痹，胃痛、呕吐、噎膈、腹胀、泄泻、痢
　　　疾、便秘等肠胃病，乳痈、肠痈等外科疾患，虚劳
　　　赢瘦、癫狂等神志病。（保健要穴）

操作　每次按压5～10分钟，每分钟按压15～20次，按压
　　　时有酸胀感。

十一、上巨虚

定位　犊鼻穴下6寸，足三里穴下3寸。

主治　下肢痿痹，肠鸣、腹痛、腹泻、便秘、肠痛的胃

肠病证。

操作　用手指指腹推按1~3分钟。

十二、条口

定位　上巨虚穴下2寸处。

主治　下肢痿痹，转筋，脘腹疼痛，肩臂痛。

操作　将食指或中指置于条口穴上，用力深按30秒，然后
　　　　松开休息，连续反复多次，再分别按照顺时针和逆
　　　　时针方向按揉条口穴3~5分钟即可。

十三、丰隆：络穴

定位　外踝尖上8寸，胫骨前嵴外2横指处，即条口穴外
　　　　1寸。

主治　下肢痿痹，腹胀、便秘等胃肠疾患，头痛，眩晕，
　　　　痰多咳嗽，水肿，癫狂，痫症。（祛痰要穴）

操作　用手指指腹点按3~5分钟。

十四、解溪：经穴

定位　足背踝关节横纹中央凹陷处，当拇长伸肌腱与趾长

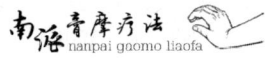

伸肌腱之间。

主治 下肢痿痹、踝关节病、足下垂等下肢踝关节疾患，腹胀，便秘，头痛，眩晕，癫狂。

操作 以手指指腹或指节向下按压，并作圈状按摩。

十五、陷谷：输穴

定位 足背第2、3跖骨接合部前方凹陷处。

主治 足背肿痛，肠鸣腹痛，面目浮肿，水肿，水证。

操作 从足背开始，沿小腿向大腿方向推拿。

十六、内庭：荥穴

定位 足背第2、3趾间缝纹端。

主治 足背肿痛，跖趾关节痛，胃痛吐酸、腹胀、泄泻、痢疾、便秘等肠胃病，齿痛、咽喉肿痛、口㖞、鼻衄等五官热性病，热病。

操作 用拇指指腹按压，每侧2～3分钟，稍用力按压，以产生酸胀感为宜。

十七、厉兑：井穴

定位　第2趾外侧趾甲旁约0.1寸。

主治　鼻衄、齿痛、咽喉肿痛等实热性五官病证，热病，多梦、癫狂等神志病。

操作　用拇指指甲尖垂直掐按至有刺痛感，每次左右各掐按1~3分钟。

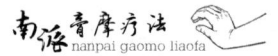

第四节　足太阴脾经

起于足大趾内侧端（隐白穴），沿内侧赤白肉际，上行过内踝的前缘，沿小腿内侧正中线上行。至内踝尖上8寸处，交出足厥阴肝经之前，上行沿大腿内侧前缘，进入腹中，属脾，络胃。向上穿过膈肌，沿食道两旁，连舌本，散舌下。分支：从胃别出，上行通过膈肌，注入心中，交于手少阴心经。

主治：脾胃病，妇科病，前阴病。

五输穴：隐白（井）、大都（荥）、太白（输）、商丘（经）、阴陵泉（合）。

原穴络穴：太白（原）、公孙（络）。

背俞穴募穴：脾俞（俞）（膀胱经）、章门（募）（肝经）。

郄穴：地机（郄）。

八脉交会穴：公孙（通于冲脉）。

一、隐白：井穴

定位　足大趾内侧趾甲旁约0.1寸。

主治 腹胀，暴泻，便血、尿血，月经过多、崩漏，癫狂，多梦。（止血要穴）

操作 用拇指和食指揉捏足大趾末节两侧，按压时要注意力度稍重，每次按摩5分钟。

二、大都：荥穴

定位 在足趾，第1跖趾关节远端赤白肉际凹陷处。

主治 腹胀，胃痛，呕吐，泄泻，便秘，热病。

操作 用拇指按揉50次。

三、太白：输穴　原穴

定位 第1跖骨小头后缘，赤白肉际凹陷处。

主治 胃痛、腹胀、肠鸣、泄泻、便秘等脾胃病，体重节痛。

操作 用手按摩时要注意力道，以穴位处微微感到胀痛为度，不必用太大力气，每天坚持按揉3~5分钟即可。

四、公孙：络穴　八脉交会穴

定位 第1跖骨基底部的前下缘，赤白肉际处。

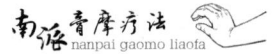

主治 胃痛、呕吐、腹痛、泄泻、痢疾等脾胃病，逆气里急、气上冲心（奔豚气）等冲脉病证，心烦，狂证。

操作 用拇指指尖用力掐揉公孙穴100～200次。

五、商丘：经穴

定位 在踝区，内踝前下方，舟骨粗隆与内踝尖连线中点凹陷处。

主治 足踝痛，腹胀，泄泻，便秘，黄疸。

操作 按压此穴每天3～5次，每次2～4分钟。

六、三阴交

定位 内踝高点上3寸，胫骨内侧面后缘。

主治 下肢痿痹，肠鸣腹胀、泄泻等脾胃虚弱诸证，月经不调、带下、阴挺、不孕等妇科症，遗精，阳痿，遗尿，阴虚诸证，心悸，高血压，失眠。（健脾化湿要穴）

操作 拇指或中指指端按压对侧三阴交穴，一压一放为1次；或先顺时针、再逆时针方向揉三阴交，持续10分钟。此穴位孕妇禁用。

七、地机：郄穴

定位　在内踝尖与阴陵泉的连线上，阴陵泉穴下3寸。

主治　腹痛、泄泻等脾胃病，小便不利、水肿等脾失运化水湿病证（健脾化湿要穴）。月经不调、痛经、崩漏等妇科病。（健脾理血要穴）

操作　点按、揉法、指推法。

八、阴陵泉：合穴

定位　当胫骨内侧髁下方凹陷中。

主治　膝痛，腹胀，泄泻，水肿，黄疸，小便不利。（健脾化湿要穴）

操作　两侧的穴位各揉按2~3分钟。

九、血海

定位　屈膝，髌骨内上缘上2寸，当股四头肌内侧头的隆起处。

主治　月经病，瘾疹、湿疹、丹毒等血热性皮肤病。（治血证要穴）

操作　以掌心紧贴于对侧血海穴的位置，照顺时针方向分

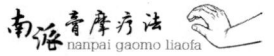

小圈、中圈、大圈，按摩100～200次。

十、大包：脾之大络

定位　在侧胸部，腋中线上，第6肋间隙处。

主治　气喘，胸胁痛，全身疼痛，四肢无力，岔气。

操作　搓揉2～3分钟。

第五节　手少阴心经

起于心中，走出后属心，向下穿过膈肌，络小肠。分支：从心系分出，挟食道上行，连于目系。直行者从心系出来，退回上行经过肺，向下浅出腋下（极泉穴），沿上肢内侧后缘，过肘中，经掌后锐骨端，进入掌中，沿小指桡侧，出小指桡侧端（少冲穴），交于手太阳小肠经。

主治： 心、胸，神志病及经脉循行部位的病证。

五输穴： 少冲（井）、少府（荥）、神门（输）、灵道（经）、少海（合）。

原穴络穴： 神门（原）、通里（络）。

背俞穴募穴： 心俞（俞）（膀胱经）、巨阙（募）。

郄穴： 阴郄（郄）。

八脉交会穴： 无。

一、少海：合穴

定位 屈肘，当肘横纹内端与肱骨内上髁连线之中点。

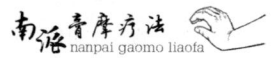

主治 肘臂挛痛，臂麻手颤，心痛、癫症等心病、神志病，腋胁痛，头项痛，瘰疬。

操作 用中指指腹按压，按压时要注意力度适中，每次按压5分钟。

二、通里：络穴

定位 腕掌侧远端横纹上1寸，尺侧腕屈肌腱的桡侧。

主治 腕臂痛，心悸、怔忡等心病，暴喑，舌强不语。

操作 捏拿左右侧通里穴各36次为1遍，一般捏拿3～5遍。

三、阴郄：郄穴

定位 腕掌侧远端横纹上0.5寸，尺侧腕屈肌腱的桡侧。

主治 心痛、心悸等心病，吐血，衄血，骨蒸盗汗。

操作 用手指指腹按压穴位，要注意力度适中，每次按摩5分钟。

四、神门：输穴　原穴

定位 腕掌侧远端横纹尺侧端，尺侧腕屈肌腱的桡侧凹陷处。

主治　心痛、心烦、惊悸、怔忡等心病，健忘、失眠、癫
狂痫，胸胁痛，高血压。

操作　可以用掐、揉的方式刺激此穴位，以有轻微酸胀感
为宜，最佳操作时间为晚间睡前。

五、少府：荥穴

定位　位于掌心，第4、5掌骨之间，握拳，当小指端与无
名指端之间。

主治　小指挛痛，心悸、胸痛等心胸疾病，阴痛、阴痒，
痈疡。

操作　用手指指腹按压穴位，要注意力度适中，每次按摩
5分钟。

六、少冲：井穴

定位　小指末节桡侧，距指甲根角侧上方0.1寸。

主治　心悸、心痛、癫狂等心神疾病，胸胁痛，昏迷，
热病。

操作　用拇指和食指揉捏小指两侧，按压时要注意力度稍
重，每次5分钟。

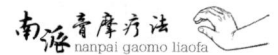

第六节　手太阳小肠经

　　起于小指尺侧端（少泽穴）沿手背尺侧上腕部，循上肢外侧后缘，过肘部，到肩关节后面，绕行肩胛部，交肩上后过大椎穴，再前行入缺盆，深入体腔，络心，沿食道下行，穿过膈肌，到达胃部，下行，属小肠。分支1：从缺盆出来，沿颈部上行到面颊，至目外眦后，退行进入耳中（听宫穴）。分支2：从面颊部分出，向上行于目眶下，至目内眦（睛明穴）交于足太阳膀胱经。

　　主治：头面五官病、热病、神志病。

　　五输穴：少泽（井）、前谷（荥）、后溪（输）、阳谷（经）、小海（合）。

　　原穴络穴：腕骨（原）、支正（络）。

　　背俞穴募穴：小肠俞（俞）（膀胱经）、关元（募）。

　　郄穴：养老（郄）。

　　八脉交会穴：后溪（通于督脉）。

一、少泽：井穴

定位　小指末节尺侧，距指甲根角侧上方0.1寸。

主治　头痛、目翳、咽喉肿痛等头面五官病证，乳痈、乳汁少等乳疾，头昏、热病等急症、热证。

操作　用拇指指尖掐按。此穴位孕妇谨慎使用。

二、后溪：输穴　八脉交会穴

定位　微握拳，第5指掌关节后尺侧，远侧掌横纹头赤白肉际。

主治　手指及肘臂挛痛，目赤，耳聋，头项强痛，腰背痛，癫狂痫，疟疾。（即督阳不振所引起的督脉病）

操作　用拇指指腹按揉穴位，注意按压时力度要适中，每次5分钟。

三、养老：郄穴

定位　以掌向胸，当尺骨茎突桡侧骨缝凹陷中。

主治　肩、背、肘、臂酸痛，目视不明。（保健要穴）

操作　用拇指指腹按揉穴位，注意按压时力度要适中，每次5分钟。

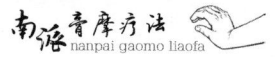

四、小海：合穴

定位 屈肘，当尺骨鹰嘴与肱骨内上髁之间凹陷中。

主治 肘臂疼痛、麻木，癫痫。

操作 用拇指指腹按揉穴位，注意按压时力度要适中，每次5分钟。

五、天宗

定位 在肩胛区，肩胛冈中点与肩胛下角连线上1／3与下2／3交点凹陷中。

主治 肩胛疼痛、肩背部损伤等局部病证，哮喘。

操作 正坐或者俯卧，用双手拇指的指腹垂直按揉穴位，穴位处有胀、酸、痛感，先左后右，每次各按揉穴位1～3分钟，也可以双侧穴位同时按揉。

六、颧髎

定位 当目外眦直下，颧骨下缘凹陷中。

主治 口眼歪斜、眼睑瞤动、齿痛、三叉神经痛等面部病证。

操作 用拇指按揉100～200次。

七、听宫

定位　耳屏正中与下颌骨髁状突之间的凹陷中，张口时呈
　　　　凹陷处。

主治　耳鸣、耳聋、聤耳等耳疾，齿痛。

操作　用中指按揉两侧听宫穴，力量稍大，以感觉有些胀
　　　　痛为度，每穴2~3分钟。

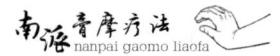
第七节　足太阳膀胱经

　　起于目内眦（睛明穴）向上到达额部，左右交会于头顶部（百会穴）。分支1：从头顶部分出，到耳上角处的头侧部。直行者从头部分出，向后行至枕骨处，进入颅腔，络脑，回出后下行到项部（天柱穴），下行交会于大椎穴，再分左右沿肩胛内侧、脊柱两旁（脊柱正中旁开1.5寸）下行，到达腰部（肾俞穴），进入脊柱两旁的肌肉，深入体腔，络肾，属膀胱。分支2：从腰部分出，沿脊柱两旁下行，穿过臀部，从大腿后侧外缘下行至腘窝中（委中穴）。分支3：从项部（天柱穴）分出下行，经肩胛内侧，从附分穴挟脊（脊柱正中旁开3寸）下行至髀枢（髋关节，当环跳穴处）经大腿后侧至腘窝中，与前一支脉会合，然后下行穿过腓肠肌，出于足外踝后，沿足背外侧缘至小趾外侧段（至阴穴），交于足少阴肾经。

　　主治：头面五官病，项、背、腰下肢病证，神志病以及背俞穴相应脏腑病证。

　　五输穴：至阴（井）、足通谷（荥）、束骨（输）、昆仑（经）、委中（合）。

原穴络穴：京骨（原）、飞扬（络）。

背俞穴募穴：膀胱俞（俞）、中极（募）。

郄穴：金门（郄）。

八脉交会穴：申脉（通于阳跷）。

八会穴之骨会：大杼。

八会穴之血会：膈俞。

一、睛明

定位　目内眦内上方眶内侧壁凹陷处。

主治　目赤肿痛、流泪、视物不明、目眩、近视、夜盲等目疾，急性腰扭伤，坐骨神经痛，心动过速。

操作　用拇指和食指指端按、揉、拿、捏此穴，每次按摩2分钟。

二、攒竹

定位　在目内眦直上，眉头凹陷中。

主治　头痛，眉棱骨痛，流汗，口眼歪斜、目视不明、目赤肿痛、眼睑瞤动、眼睑下垂等目疾，呃逆。

操作　用拇指按揉100～200次。

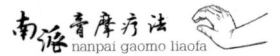

三、天柱

定位 后发际正中直上0.5寸，后发际正中旁开1.3寸，当斜方肌外缘凹陷中。

主治 后头痛，项强，肩背痛，鼻塞，热病，癫狂痫。

操作 一边缓缓吐气一边揉6秒，如此反复10次。

四、风门

定位 第2胸椎棘突下，后正中线旁开1.5寸。

主治 项强，胸背痛，感冒、咳嗽、发热、头痛等外感病证。

操作 深呼吸，在气止时用食指强力按压穴位，缓缓吐气。按压6秒钟后，再慢慢放手。以此要领重复做10～30次。

五、肺俞：肺背俞穴

定位 第3胸椎棘突下，后正中线旁开1.5寸。

主治 咳嗽、气喘、鼻塞、咯血等肺疾，骨蒸潮热、盗汗等阴虚病证。

操作 用拇指指端按、揉此穴，每次按摩3～5分钟。

六、心俞：心背俞穴

定位　第5胸椎棘突下，后正中线旁开1.5寸。

主治　咳嗽，吐血，健忘、心痛、惊悸、失眠、癫痫等心神病变，盗汗，遗精。

操作　以一手掌置于心俞穴进行揉法，以顺时针为主，持续3~5分钟再揉另一侧，力度要轻柔。

七、膈俞

定位　第7胸椎棘突下，后正中线旁开1.5寸。

主治　气喘、吐血、呕吐、呃逆等上逆之证，贫血，瘾疹，皮肤瘙痒，潮热，盗汗。

操作　双手拇指指腹分别按揉两侧的膈俞穴100~200次。按揉的手法要均匀、柔和，以局部有酸痛感为佳。

八、肝俞：肝背俞穴

定位　第9胸椎棘突下，后正中线旁开1.5寸。

主治　脊背痛，黄疸、胁痛等肝胆病，目赤、目视不明、夜盲等目疾，癫狂痫。

操作　用双手拇指强压穴位，指压时，先挺胸，一面缓缓

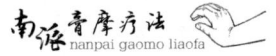

吐气一面压，如此重复20次。

九、胆俞：胆背俞穴

定位　第10胸椎棘突下，后正中线旁开1.5寸。

主治　黄疸、口苦、胁痛等肝胆病，肺痨，潮热。

操作　双手拇指指腹放置在脾俞穴上，逐渐用力下压，按而揉之，使患处产生酸、麻、胀、重的感觉。再用擦法，即来回摩擦穴位，使局部有热感向内部深透，以皮肤潮红为度。

十、胃俞：胃背俞穴

定位　第12胸椎棘突下，后正中线旁开1.5寸。

主治　胃脘痛、呕吐、腹胀、肠鸣等胃疾。

操作　按压此穴，再以画圈的方法揉按此穴。

十一、肾俞：肾背俞穴

定位　第2腰椎棘突下，后正中线旁开1.5寸。

主治　头晕、耳鸣、耳聋、水肿、腰酸痛等肾虚病证，遗尿、遗精、阳痿、早泄、不育等生殖泌尿系统疾患，月经不调、带下、不孕等妇科病。

操作　双手拇指指腹放置在穴上，逐渐用力下压，按而揉之，使之产生酸、麻、胀、重的感觉。再用擦法，即来回摩擦穴位，使局部有热感向内部深透，以皮肤潮红为度。

十二、大肠俞：大肠背俞穴

定位　第4腰椎棘突下，后正中线旁开1.5寸。

主治　腰腿痛，腹胀、泄泻、便秘等肠胃病。

操作　以手指指腹或指节按压，并作圈状按摩。如此重复10次。

十三、膀胱俞：膀胱背俞穴

定位　第2骶椎棘突下，旁开1.5寸。

主治　腰脊强痛，小便不利，遗尿，泄泻，便秘。

操作　手掌心紧贴穴位，用擦法摩擦，感到微微发热即可。

十四、次髎

定位　正对第2骶骨后孔中。（取穴：髂后上棘与第2骶椎

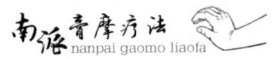

棘突连线的中点凹陷处，即第2骶后孔。）

主治 月经不调，痛经，带下，疝气，遗精，小便不利，腰痛，下肢痿痹。

操作 按揉或擦法。

十五、委中：合穴

定位 腘横纹中点，当股二头肌肌腱与半腱肌肌腱的中间。

主治 下肢痿痹，小便不利，遗尿，腰痛（腰背委中求），腹痛，急性吐泻，丹毒。

操作 拇指端按压位穴，力度以稍感酸痛为宜，一压一松为1次，连做10~20次；或拇指指端置于穴位，顺、逆时针方向各揉10次。

十六、志室

定位 第2腰椎棘突下，后正中线旁开3寸。

主治 腰脊强痛，小便不利，水肿，遗精、阳痿等肾虚病证。（志室又名精宫，可固精收涩）

操作 拇指指腹按揉穴位，以局部有酸痛感为佳。

十七、秩边

定位　平第4骶后孔，骶正中嵴旁开3寸。

主治　腰骶痛、下肢痿痹等腰及下肢病证，小便不利，便秘，痔疾，阴痛。

操作　按揉或擦法。

十八、承山

定位　在小腿后区，腓肠肌两肌腹与肌腱交角处。

主治　腰腿拘急、疼痛，痔疾，便秘。

操作　按揉1~2分钟，以局部有酸痛感为佳。

十九、飞扬：络穴

定位　昆仑穴直上7寸，腓肠肌外下缘与跟腱移行处，即承山穴外侧下方1寸处。

主治　腰腿疼痛，头痛，目眩，痔疾。

操作　按揉1~2分钟，以局部有酸痛感为佳。

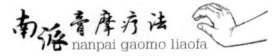

二十、昆仑：经穴

定位 外踝尖与跟腱之间凹陷处。

主治 足踝肿痛，腰骶疼痛，后头痛，项强，癫痫，滞产（难产）。

操作 一边缓缓吐气一边强压6秒钟，如此重复10次。此穴位孕妇禁止使用。

二十一、申脉：八脉交会穴

定位 外踝尖直下，外踝下缘与跟骨之间凹陷中。

主治 踝关节疼痛，头痛，眩晕，腰腿酸痛，失眠，癫狂痫等神志病。

操作 用拇指按揉申脉穴100～200次，以微微有酸痛感为佳。

二十二、至阴：井穴

定位 在足趾，小趾末节外侧，距指甲根角侧后方0.1寸。

主治 头痛，目痛，鼻塞，鼻衄，胎位不正，滞产。

操作 点按。胎位不正用灸法。

第八节　足少阴肾经

起于足小趾下，斜行于足心（涌泉穴），出行于舟骨粗隆之下，沿内踝后，分出进入足跟部，向上沿小腿内侧后缘，至腘窝内侧，上股内侧后缘如脊内（长强穴），穿过脊柱至腰部，属肾，络膀胱。直行者从肾上行，穿过肝和膈肌，进入肺，沿喉咙，到舌根两旁。分支：从肺中分出，络心，注入胸中，交于手厥阴心包经。

主治：妇科病，前阴病，肾脏病，以及与肾有关的肺、心、肝、脑疾病。

五输穴：涌泉（井）、然谷（荣）、太溪（输）、复溜（经）、阴谷（合）。

原穴络穴：太溪（原）、大钟（络）。

背俞穴募穴：肾俞（俞）（膀胱经）、京门（募）（胆经）。

郄穴：水泉（郄）。

八脉交会穴：照海（通于阴跷）。

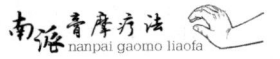

一、涌泉：井穴

定位　于足底（去趾）前1／3处，足趾跖屈时呈凹陷。

主治　足心热，大便难，小便不利，咯血、咽喉肿痛、喉痹等肺系病证，昏厥、中暑、小儿惊风、癫狂痫等急症及神志病，头痛，头晕，目眩，失眠，奔豚气。

操作　拇指指腹按揉穴位，以局部有酸痛感为佳。降邪宜用灸法或药物贴敷。

二、太溪：输穴　原穴

定位　内踝高点与跟腱后缘连线的中点凹陷处。

主治　下肢厥冷，小便频数，咳血、气喘、咯血、胸痛等肺疾，腰脊痛，头痛目眩、失眠健忘、遗精、阳痿等肾虚证，便秘，消渴，月经不调，咽喉肿痛、齿痛、耳聋等阴虚性五官病。

操作　用拇指指腹顺时针或逆时针方向轻柔点按，缓慢加大力量，一般3～5分钟。

三、照海：八脉交会穴

定位　在踝区，内踝尖下1寸，内踝下缘边际凹陷中。

主治　小便频数、癃闭，月经不调、带下、阴挺等妇科病，咽喉干痛，目赤肿痛，癫痫，失眠等精神神志疾患。

操作　用拇指指腹顺时针或逆时针方向轻柔点按，缓慢加大力量，一般3～5分钟。

四、复溜：经穴

定位　太溪穴上2寸，跟腱前缘。

主治　下肢痿痹，腰脊强痛，水肿、汗证（无汗或多汗）等津液输布失调疾患，腹胀、泄泻等肠胃病。

操作　按压至穴位微微感到酸、麻、胀，每次3～5分钟。

五、肓俞

定位　脐旁开0.5寸。

主治　腹痛、腹胀、腹泻、便秘等肠胃病，月经不调，疝气。

操作　用拇指按揉肓俞穴100～200次。

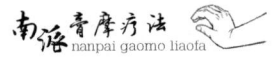

第九节　手厥阴心包经

　　起于胸中，出属心包络，向下穿过膈肌，依次络于上、中、下三焦。分支1：从胸中分出，沿胸浅出胁部，当腋下3寸处（天池穴）向上至腋窝下，沿上肢内侧中线入肘，过腕部，如掌中（劳宫穴）沿中指桡侧，出中指桡侧端（中冲穴）。分支2：从掌中分出，沿无名指尺侧段（关冲穴），交于手少阳三焦经。

　　主治：心、胸、神志病及经脉循行部位的病证。

　　五输穴：中冲（井）、劳宫（荥）、大陵（输）、间使（经）、曲泽（合）。

　　原穴络穴：大陵（原）、内关（络）。

　　背俞穴募穴：厥阴俞（俞）（膀胱经）、膻中（募）。

　　郄穴：郄门（郄）。

　　八脉交会穴：内关（通于阴维）。

一、曲泽：合穴

　　定位　肘微屈，肘横纹中，肱二头肌腱尺侧缘凹陷中。

主治　肘臂挛痛，心痛，心悸善惊，胃痛、呕吐、呕血等热性胃疾，暑热病。

操作　用拇指指腹按压，其余四指握在手臂上，注意按压时力度要适中，每次3~5分钟。

二、郄门：郄穴

定位　腕掌侧远端横纹上5寸，掌长肌腱与桡侧腕屈肌腱之间。

主治　急性心痛、心悸、心烦、胸痛等心疾，癫痫，呕血、咯血、衄血等热性出血证，疔疮。

操作　用拇指指腹按压，其余四指握在手臂上，注意按压时力度要稍重，每次3~5分钟。

三、间使：经穴

定位　腕掌侧远端横纹上3寸，掌长肌腱与桡侧腕屈肌腱之间。

主治　心痛，心悸，癫狂痫，胃痛、呕吐等热系胃病，热病，疟疾。

操作　用拇指指腹按压，每次3~5分钟。

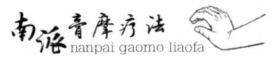

四、内关：络穴　八脉交会穴

定位　腕掌侧远端横纹上2寸，掌长肌腱与桡侧腕屈肌腱之间。

主治　肘臂挛痛，心痛，心悸，胸闷，失眠，郁证，癫狂痫，胃痛，呕吐，中风偏瘫，眩晕证。

操作　合并食指中指，两指按揉穴位100～200次。

五、大陵：输穴　原穴

定位　腕掌侧远端横纹中央，掌长肌腱与桡侧腕屈肌腱之间。

主治　手臂挛痛，心痛，心悸，喜笑悲恐，癫狂痫，胃痛，呕吐，口臭，胸胁痛。

操作　以拇指尖端按压大陵穴，垂直用力，向下按压，按而揉之。

六、劳宫：荥穴

定位　掌心横纹中，第2、3掌骨之间。（取穴：握拳屈指时中指尖处，第3掌骨桡侧）

主治　鹅掌风，心痛，烦闷，癫狂痫，中风昏迷、中暑等急症，口疮，口臭。

操作　右手拇指指腹点按于左手劳宫穴上，按而揉之，使穴位产生局部酸胀痛感，并同时活动左手手指，以加强指压的感觉，再以指腹轻揉局部放松。

七、中冲：井穴

定位　中指尖端的中央。

主治　中风昏迷、舌强不语、小儿惊风、中暑、昏厥等急症。

操作　用拇指指腹按压，力度要适中，每次5分钟。

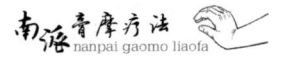
第十节　手少阳三焦经

起于无名指尺侧段（关冲穴），向上沿无名指尺侧至手腕背面，上行前臂外侧尺、桡骨之间，过肘尖，沿上臂外侧向上至肩部，向前行入缺盆，布于膻中，散络心包，穿过膈肌，依次属上、中、下三焦。分支1：从膻中分出，上行出缺盆，至肩部，左右交会于大椎，分开上行到项部，沿耳后（翳风穴），直上出耳上角，然后屈曲向下经面颊部之目眶下。分支2：从耳后分出，进入耳中，出走耳前，经上关穴前，在面颊部与前一支相交，至目外眦（瞳子髎穴），交于足少阳胆经。

主治：头侧、耳目、胸胁、咽喉等热病。

五输穴：关冲（井）、液门（荥）、中渚（输）、支沟（经）、天井（合）。

原穴络穴：阳池（原）、外关（络）。

背俞穴募穴：三焦俞（俞）（膀胱经）、石门（募）。

郄穴：会宗（郄）。

八脉交会穴：外关（通于阳维）。

一、关冲：井穴

定位 无名指尺侧，距指甲根角侧上方约0.1寸。

主治 头痛、目赤、耳聋、咽喉肿痛、喉痹、舌强等头面五官病，热病，中暑。

操作 用拇指指腹按压，力度要适中，每次5分钟。

二、中渚：输穴

定位 在手背，第4、5掌骨间，第4掌指关节近端凹陷中。

主治 手指不能伸屈，头痛、目赤、咽喉肿痛等头面五官病证，肩背肘臂酸痛，耳鸣，耳聋，热病。（治耳疾要穴）

操作 用指腹揉按此穴，用力适中，按压5次，每次按压5~7秒。

三、外关：络穴 八脉交会穴

定位 腕背横纹上2寸，桡骨与尺骨之间。

主治 头痛，目赤，耳鸣耳聋，胁肋病，上肢痿痹不遂，热病，瘰病。

操作 拇指指尖掐按外关穴100~200次。

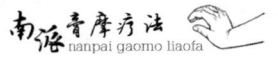

四、支沟：经穴

定位 腕背横纹上3寸，桡骨与尺骨之间。

主治 耳鸣耳聋，胁肋痛，便秘，暴喑，瘰疬，热病。
（治便秘要穴）

操作 拇指指腹按住支沟穴，轻轻揉动，以产生酸胀感为
宜，每侧1分钟，共2分钟。

五、肩髎

定位 在肩部，当臂外展时，于肩峰后下方呈现凹陷处。

主治 肩臂挛痛不遂。

操作 一手按住患者的肩膀，再用另一手拇指按揉该穴3
分钟，有酸胀感为佳。

六、翳风

定位 乳突前下方与下颌角之间的凹陷处。

主治 耳鸣耳聋，口眼歪斜、牙关紧咬、齿痛、颊肿等面
口病，瘰疬。

操作 手指着力于穴位上，做轻柔缓和的环旋转动，每次
按摩5~10分钟为宜。

七、角孙

定位 折耳廓向前，当耳尖直上入发际处。

主治 头痛，项强，目赤肿痛，目翳，齿痛，颊肿。

操作 以手指指腹或指节向下按压，并作圈状按摩。

八、丝竹空

定位 眉梢处的凹陷中。

主治 头痛、目赤肿痛、目眩、眼睑瞤动等头目病，癫狂痫，齿痛。

操作 按揉丝竹空穴，应轻重适当，有酸胀感为佳。

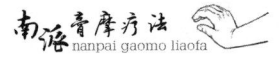

第十一节 足少阳胆经

起于目外眦瞳子髎穴，上至头角，再向下到耳后，再折向上行，经额部至眉上，又向后折至枕部，沿颈下行至肩上，左右交会并与督脉相会于大椎穴，前行入缺盆。分支1：从目外眦分出，下行至大迎穴，行至目眶下，分支经过下颌角部下行至颈部，入缺盆后，深入体腔，穿过膈肌，络肝，属胆，沿胁里浅出气街，绕毛际，横向至环跳穴处。直行者从缺盆下行腋部，沿胸侧，过季肋，下行至环跳穴处与前脉会合，再向下沿大腿外侧、膝关节外缘，行于腓骨前面，直下至腓骨下端，浅出外踝之前，沿足背行出于足第四趾外侧端足窍阴穴。分支2：从足背分出，前行出足大趾外侧端，折回穿过爪甲，分布于足大趾爪甲后丛毛中，交于足厥阴肝经。

主治：肝胆病，侧头、目、耳、咽喉、胸胁病及经脉循行部位的病证。

五输穴：足窍阴（井）、侠溪（荥）、足临泣（输）、阳辅（经）、阳陵泉（合）。

原穴络穴：丘墟（原）、光明（络）、胆俞（俞）、日月（募）。

背俞穴募穴：胆俞（俞）（膀胱经）、日月（募）。

郄穴：外丘（郄）。

八脉交会穴：足临泣（通于带脉）。

八会穴之髓会：悬钟。

八会穴之筋会：阳陵泉。

一、瞳子髎

定位　目外眦旁开0.5寸，眶骨外缘凹陷中。

主治　头痛，目赤肿痛、羞明流泪、内障目翳等目疾。

操作　手指按揉穴位，轻重适当，有酸胀感为佳。

二、率谷

定位　耳尖直上，入发际1.5寸。

主治　偏头痛，眩晕，小儿急、慢惊风。

操作　分别以两手中指指腹按压在穴位上，按10～15分
钟，以头痛有明显减轻为度。

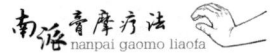

三、头临泣

定位 目正视，瞳孔直上，入发际0.5寸，神庭穴与头维穴连线的中点。

主治 头痛，目眩，流泪，目痛，目翳，鼻塞，鼻渊，小儿惊痫。

操作 用拇指指腹，由下往上揉按穴位，产生酸、胀、痛的感觉，重按时鼻腔有酸胀感。

四、风池

定位 胸锁乳突肌与斜方肌上端之间凹陷处，平风府穴处。

主治 颈项强痛，目赤肿痛、鼻塞、鼻衄、口眼歪斜、感冒等外风病，头痛、眩晕、癫痫、中风、耳鸣、耳聋等内风病。

操作 以两手指指腹，紧按风池穴，旋转按揉几下，随后按揉脑后，做30次左右，以有酸胀感为宜。

五、肩井

定位 肩上，大椎穴与肩峰连线中点。

主治 头项强痛，肩背疼痛，上肢不遂，难产、乳痈、乳汁不下、乳癖等妇科及乳疾，瘰疬。

操作 按揉肩井穴5分钟，力量要均匀，以穴位局部出现
酸胀感为佳。此穴位孕妇禁止使用。

六、日月：募穴

定位 乳头直下，横平第7肋间隙。

主治 胁肋疼痛，黄疸，呕吐、吞酸、呕逆等肝胆犯胃病证。

操作 取坐位或仰卧位，拇指指腹按于日月穴，顺时针方
向按揉2分钟，手法用力宜适中，以局部有酸胀感
和轻度温热感为度。

七、环跳

定位 侧卧屈股，股骨大转子高点与骶管裂孔连线的外1／3
与内2／3交界处。

主治 腰胯疼痛、下肢痿痹、半身不遂等腰腿疾患，风疹。

操作 两手握拳，手心向内，两拳同时捶打两侧环跳穴各
50下或者两手抱两膝搂怀后再伸直，以此反复，一
伸一屈共做50下。

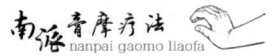

八、风市

定位　大腿外侧正中，腘横纹水平线上7寸。

主治　下肢痿痹、麻木及半身不遂等下肢疾患，遍身瘙痒。

操作　用拇指关节从轻到重以圈状按压。或中指按于风市穴，顺时针方向按揉约2分钟，两腿交替进行，以大腿感到酸胀为佳。

九、阳陵泉：合穴

定位　腓骨小头前下方凹陷中。

主治　膝肿痛、下肢痿痹及麻木等下肢、膝关节疾患，口苦、吞酸、呕吐、黄疸等肝胆犯胃病证，胁痛，小儿惊风。

操作　拇指按压小腿的阳陵泉穴50下。

十、光明：络穴

定位　外踝高点上5寸，腓骨前缘。

主治　下肢痿痹，胸乳胀痛，目痛、夜盲、近视、目花等目疾。

操作　按揉时以有热感为佳，点揉以有酸胀感为佳。

十一、悬钟（又名绝骨）

定位　外踝高点上3寸，腓骨前缘。

主治　下肢痿痹，胸胁胀痛，颈项强痛，痴呆、中风等髓海不足证。

操作　点揉以有酸胀感为佳。

十二、丘墟：原穴

定位　外踝前下方，趾长伸肌腱外侧凹陷中。

主治　外踝肿痛，足内翻，足下垂，颈项痛，腋下痛，胸胁胀痛，目赤肿痛、目翳等目疾。

操作　点揉以有酸胀感为佳。

十三、足临泣：输穴　八脉交会穴

定位　第4跖趾关节的后方，小趾伸肌腱外侧凹陷中。

主治　足跗疼痛，偏头痛，目赤肿痛，胁肋疼痛，月经不调，乳痈，瘰疬。

操作　一边缓缓吐气一边轻轻按摩，左右各按多次。

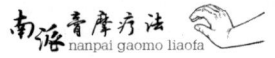

十四、侠溪：荥穴

定位 足背，第4、5趾间，趾蹼缘后方赤白肉际处纹头上凹陷处。

主治 膝股痛、足跗肿痛等痛症，头晕、眩晕、颊肿、耳鸣耳聋、目赤痛等头面五官病证，胁肋疼痛，惊悸，乳痈，热病。

操作 手指按揉穴位，轻重适当。

十五、足窍阴：井穴

定位 第4趾外侧趾甲旁约0.1寸。

主治 足跗肿痛，头痛、目赤肿痛、耳聋、咽喉肿痛等头面五官实热病证，胁痛。

操作 用拇指指腹揉按本穴，每次1~3分钟。

第十二节 足厥阴肝经

起于足大趾爪甲后丛毛处，向上沿足背至内踝前1寸处，向上沿胫骨内缘，在内踝上8寸处交出足太阴脾经之后，上行过膝内侧，沿大腿内侧中线进入阴毛中，绕阴器，至小腹，夹胃两旁，属肝，络胆，向上穿过膈肌，分布于胁肋部。沿喉咙的后边，向上进入鼻咽部，上行连接目系，出于额，上行与督脉会于头顶部。分支1：从目系分出，下行于颊里，环绕在口唇的里边。分支2：从肝分出，穿过膈肌，向上注入肺，交于手太阴肺经。

主治：肝、胆、脾、胃病，妇科病，少腹、前阴病。

五输穴：大敦（井）、行间（荥）、太冲（输）、中封（经）、曲泉（合）。

原穴络穴：太冲（原）、蠡沟（络）。

背俞穴募穴：肝俞（俞）（膀胱经）、期门（募）。

郄穴：中都（郄）。

八脉交会穴：无。

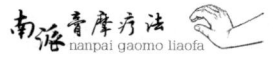
一、大敦：井穴

定位　足大趾外侧趾甲旁约0.1寸。

主治　疝气，少腹痛，遗尿，癃闭，五淋，尿血，月经不调，崩漏，阴缩，阴中痛，阴挺，癫痫，善寐。

操作　指压时强按7～8秒，慢慢吐气，重复10次。

二、行间：荥穴

定位　足背第1、2趾间的趾蹼缘上方纹头处。

主治　中风、癫痫、头痛、目眩、目赤肿痛、青盲、口㖞等肝经风热头目病，月经不调、痛经、闭经、崩漏、带下等妇科经带病，胸胁满痛，阴中痛，疝气，遗尿、癃闭、五淋等泌尿病。

操作　用拇指指尖掐、按压行间穴5秒钟，压到有酸感后，休息5秒钟再按压，一共20次。

三、太冲：输穴　原穴

定位　足背，第1、2跖骨接合部之前凹陷中。

主治　下肢痿痹，足跗肿痛，黄疸、胁痛、腹胀、呕逆等肝胃病，头痛、眩晕、耳鸣、目赤肿痛、口㖞、咽痛及中风，癫狂病、小儿惊风等肝经风热病，月经不调、痛经、闭经、崩漏、带下等妇科经带病，癃闭，遗尿。

操作 用手指指腹揉按，以酸痛感为佳，每次2～5分钟。

四、蠡沟：络穴

定位 内踝高点上5寸，胫骨内侧面的中央。

主治 小便不利，遗尿，疝气，睾丸肿痛，月经不调、赤白带下、阴挺、阴痒等妇科病。

操作 点揉以有酸胀感为佳。

五、曲泉：合穴

定位 屈膝，当膝内侧横纹头上方，半肌腱、半膜肌止端前缘凹陷中。

主治 膝膑肿痛，下肢痿痹，月经不调、痛经、带下、阴挺、阴痒、产后腹痛等妇科病，遗精，阳痿，疝气，小便不利。

操作 按压曲泉穴，每次5～8分钟。

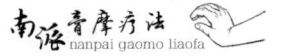

六、章门：脾经募穴

定位 第11肋游离端下际。

主治 胁痛，黄疸、痞块（肝脾肿大）等肝脾病证。

操作 拇指指腹按于穴位，顺时针方向按揉2分钟，手法用力宜适中，以局部有酸胀感和轻度温热感为度。

七、期门：肝经募穴

定位 乳头直下，第6肋间隙，前正中线旁开4寸。

主治 胸胁胀痛，乳痈，呕吐、吞酸、呃逆、腹胀、腹泻等肝胃病，奔豚气。

操作 取卧位，拇指指腹按于穴位，顺时针方向按揉2分钟，手法用力宜适中，以局部有酸胀感和轻度温热感为度。

第十三节　督脉

起于胞中，下出会阴，沿脊柱里面上行，至项后风府穴处进入颅内，络脑，并由项沿头部正中线，经头顶、额部、鼻部、上唇，到上唇系带处。分支1：从脊柱里面分出，属肾。分支2：从小腹内分出，直上贯脐中央，上贯心，到喉部，再向上到下颌部，环绕口唇，再向上到两眼下部的中央。

主治：神志病，热病，腰骶、背、头项局部病证及相应的内脏病证。

一、腰阳关

定位　后正中线，第4腰椎棘突下凹陷处，约与髂嵴相平。

主治　腰骶痛，下肢痿痹，月经不调、赤白带下等妇科病，遗精、阳痿等男科病。

操作　用拇指指腹按揉腰阳关穴并做环状运动，每次3分钟，或用擦法，以有温热感为佳。

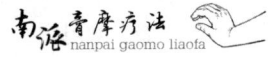

二、命门

定位 后正中线上，第2腰椎棘突下凹陷处。

主治 腰脊强痛，下肢痿痹，阳痿、遗精、精冷不育、小便频数等男性肾阳不足病证，赤白带下、月经不调、痛经、闭经不孕等妇科病，小腹冷痛，泄泻。（温阳要穴）

操作 用拇指指腹按穴位并做环状运动，每次3分钟；或用擦法，以有温热感为佳。

三、至阳

定位 后正中线上，第7胸椎棘突下凹陷处。

主治 腰背疼痛，脊强，黄疸、胸胁胀满等肝胆病证，咳嗽，气喘。

操作 取俯卧位，用拇指指腹垂直用力按压至阳穴，力度由轻到重，以穴位处有酸麻胀痛感觉为宜，每次3分钟。

四、大椎

定位 后正中线上，第7颈椎棘突下凹陷处。

主治　项强，脊痛，骨蒸潮热，癫狂痫、小儿惊风等神志病，热病、疟疾、恶寒发热、咳嗽、气喘等外感病，风疹，痤疮。

操作　用小鱼际作滚法滚揉。

五、哑门

定位　第1颈椎下，后发际正中上0.5寸。

主治　癫狂痫、癔症等神志病，头痛项强，暴喑，舌缓不语。

操作　正坐，头微前倾，项部放松，以手指指腹轻揉穴位，旋转按揉，以有酸胀感为宜。

六、风府

定位　后发际正中直上1寸，枕外隆凸直下，两侧斜方肌之间凹陷处。

主治　中风、癫狂痫、癔症等内风所致的神志病，头痛，眩晕，颈项强痛，咽喉肿痛。失音、目痛、鼻衄等内、外风患者。（祛风要穴）

操作　正坐，头微前倾，项部放松，以手指指腹轻揉穴位，旋转按揉，以有酸胀感为宜。

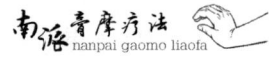

七、百会

定位 后发际正中直上5寸。

主治 头风、头痛、眩晕、耳鸣等头面病，痴呆，失语，瘘疭，健忘，中风，癫狂，不寐，脱肛、阴挺、胃下垂、肾下垂等气失固摄的下陷病证。

操作 取卧位，用拇指指腹顺时针方向按揉百会穴3~5分钟。

八、神庭

定位 前发际正中直上0.5寸。

主治 失眠、惊悸、癫狂痫等神志病；头痛、眩晕、目翳、目赤鼻渊鼻衄等头面五官病。

操作 将中指放在穴位，用较强的力点按10次。然后再分别顺时针和逆时针各揉动20~30圈即可。

九、水沟（即人中穴）

定位 即人中穴，在人中沟的上1/3与下2/3交界处。

主治 鼻塞、鼻衄、面肿、牙关紧闭、口喎、齿痛等面、鼻、口部病证，闪挫腰痛，癔症、癫狂痫、急慢惊

风等神志病证，昏迷、中风、休克、中暑、呼吸衰竭等急危重症。（急救要穴之一）

操作 以拇指向上斜按20秒后放开，再重复几次。

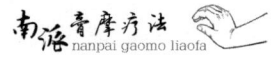

第十四节　任脉

起于胞中，下出会阴，沿阴阜，沿腹部和胸部正中线上行，至咽喉，上行至下颌部，环绕嘴唇，沿面颊，分行至目眶下。分支：由胞中分出，与冲脉相并，行于脊柱前。

主治： 肝、胆、脾、胃病，妇科病，少腹、前阴病。

一、中极：膀胱经募穴

定位　前正中线上，脐下4寸处。

主治　遗尿、小便不利癃闭等泌尿系病证，遗精、阳痿不育等男科病，月经不调、崩漏带下、阴挺、阴痒、不孕、产后恶露不尽、带下等妇科病。

操作　用手掌按揉中极穴，每次2分钟。

二、关元：小肠经募穴

定位　前正中线上，脐下3寸处。

主治　中风脱证、虚劳冷惫、羸瘦无力等元气虚损病证，腹泻、痢疾、脱肛、便血等肠腑病，少腹疼痛，疝气，五淋、尿血、尿闭、尿频等泌尿系病证，遗精、阳痿、早泄、白浊等男科病，月经不调、痛经、经闭、崩漏、带下、阴挺、恶露不尽、胞衣不下等妇科病。（保健要穴）

操作　用手掌根部推揉关元穴2～3分钟。孕妇慎用。

三、气海

定位　前正中线上，脐下1.5寸处。

主治　虚脱、形体羸瘦、脏器衰惫、乏力等气虚病证，腹泻、痢疾、脱肛、便血等肠腑病，小便不利、遗尿等泌尿系病，遗精、阳痿、疝气等男科病，月经不调、痛经、闭经、崩漏、带下、阴挺、产后恶露不止、胞衣不下等妇科病。（保健要穴）

操作　将掌心紧贴于穴位，按照顺时针方向分小圈、中圈、大圈，各按摩100～200次，再以逆时针方向重复前述操作。此穴位孕妇谨慎使用。

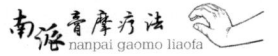

四、神阙

定位 脐的中间。

主治 虚脱、中风脱证等元阳暴脱，腹痛、腹胀、腹泻、痢疾、便秘、脱肛等肠腑病，水肿，小便不利。

操作 因肚脐部位操作不便，不做推拿或膏摩手法，一般多用艾条进行悬灸或艾炷隔盐灸。

五、中脘：胃经募穴

定位 前正中线上，脐上4寸。

主治 胃痛、呕吐、吞酸、腹胀、泄泻、纳呆、小儿疳积等脾胃病，黄疸，癫狂，脏躁。

操作 点揉3~5分钟。

六、膻中：心包经募穴

定位 前正中线上，平第4肋间隙，或两乳头连线正中间。

主治 咳嗽、气喘、胸闷、心痛、噫膈、呃逆等胸中气机不畅的病证，产后乳少、乳痈、乳癖等胸乳病。

操作 分揉法和推法，揉用中指端按揉，揉50~100次；用双手拇指腹自膻中穴向外侧推。

七、天突

定位 胸骨上窝正中。

主治 咳嗽、哮喘、胸痛、咽喉肿痛、暴喑等肺系病，瘿气、梅核气、噎膈等气机不畅的病证。

操作 用中指指腹按揉天突穴并做环状运动，按摩时应控制力度，不要伤到喉咙。

八、廉泉

定位 微仰头，喉结上方，舌骨体上缘的中点处。

主治 舌下肿痛，舌缓流涎，舌强不语，暴喑，吞咽困难。

操作 用中指指腹按揉廉泉穴并做环状运动，每次2分钟。

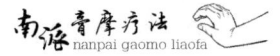
第十五节　奇穴

一、四神聪

定位　头顶部，百会穴前后左右各1寸处。

主治　头痛、眩晕、失眠、健忘、癫痫等神志病，目疾。

操作　用食指指尖点按四神聪穴各100～200次。

二、印堂

定位　额部，两眉头连线中点。

主治　痴呆、痫症、失眠、健忘等神志病，头痛，眩晕，鼻衄，鼻渊，小儿惊风，产后血晕，子痫。

操作　将中指放在穴位，用较强的力点按10次。然后再分别顺时针和逆时针各揉动20～30圈即可。

三、太阳

定位 颞部，眉梢与目外眦之间向后约1寸的凹陷中。

主治 头痛，目疾，面瘫。

操作 以两手中指指腹在太阳穴及周围处先做顺时针，再做逆时针方向的揉动旋压各10次；然后再在太阳穴处，用中指按压半分钟左右。

四、定喘

定位 背上部，大椎穴旁开0.5寸。

主治 哮喘，咳嗽，肩背痛，落枕。

操作 用拇指指腹推按定喘穴1~3分钟。

五、夹脊

定位 背腰部，第1胸椎至第5腰椎，各椎棘突下，旁开0.5寸。

主治 上胸部的穴位治疗心肺、上肢疾病；下胸部的穴位治疗胃肠疾病；腰部的穴位治疗腰腹及下肢疾病。

操作 用双手拇指沿脊柱两侧，由上至下反复推揉5分钟。

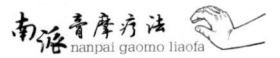

六、胃脘下俞

定位 背部，第8胸椎棘突下旁开1.5寸。

主治 消渴，胃痛，腹痛，胸胁痛。

操作 用拇指指腹推按穴位2~3分钟。

七、腰眼

定位 腰部，第4腰椎棘突下旁开3.5寸。

主治 腰痛，月经不调，带下，虚劳。

操作 两手握拳，用拇指掌指关节紧按腰眼，用力旋转按揉
30~50次，以腰酸胀为宜；或两手掌根紧按腰部，用
力上下擦动，动作要快速有力，以发热为度。

八、十宣

定位 手十指尖端，距指甲游离缘0.1寸。

主治 昏迷，癫痫，高热，咽喉肿痛，手指麻木。

操作 用指甲掐按穴位，或点刺出血。

九、八邪

定位　手背，微握拳，第1至第5指间，指蹼缘后方赤白肉际处。

主治　手背肿痛，手指麻木，烦热，目痛，毒蛇咬伤。

操作　用拇指指尖微用力压揉各50次。

十、外劳宫

定位　手背侧，第2与第3掌骨间，指关节后约0.5寸处。

主治　落枕，手臂肿痛，脐风。

操作　用拇指指腹按揉3～5分钟。

十一、膝眼

定位　屈膝，髌韧带两侧凹陷中，内侧称内膝眼，外侧称外膝眼。

主治　膝痛，腿脚重痛，脚气。

操作　用拇指指腹按揉3～5分钟。

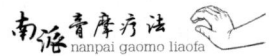

十二、胆囊（穴）

定位 小腿外侧上部，当腓骨小头前下方凹陷处直下2寸。

主治 急慢性胆囊炎、胆石症、胆道蛔虫病等胆腑病证，下肢痿痹。

操作 将食指中指并拢，用两只指腹按揉胆囊穴3～5分钟。

十三、阑尾（穴）

定位 小腿外侧上部，当犊鼻下5寸，胫骨前缘旁开1横指。（即足三里穴直下2寸）

主治 急、慢性阑尾炎，消化不良，下肢瘫痪。

操作 将食指中指并拢，用两指指腹按揉3～5分钟。

第四章

常见病的治疗方法

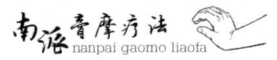
第一节　头痛

　　头痛是患者自觉头部疼痛的一类临床常见病证。可见于多种急、慢性疾病，如脑及眼、口鼻等头面部病变和许多全身性疾病均可出现头痛。

◎ 要点一　病因病机

　　头痛分为外感、内伤两方面。"伤于风者，上先受之"，故外感头痛的病因主要是风邪，每多兼寒、夹湿、兼热，上犯清窍，经络阻遏，而致头痛。而内伤头痛，可因情志、饮食、体虚久病等所致。情志不遂，肝失疏泄，肝阳妄动，上扰清窍；恣食肥甘，脾失健运，痰湿内生，阻滞脑络；外伤跌仆，气血瘀滞，脑络被阻；肾阴不足，脑海空虚，清窍失养；禀赋不足，久病体虚，气血不足，脑失所养等均可导致头痛。病位在头，与肝、脾、肾脏，及阳明经、少阳经、厥阴经、督脉有密切关系。病机为头部脉络阻滞或脑窍失养。病性以实证多见，也有虚证或虚实夹杂之证。

◎ 要点二　辨证与治疗

（一）外感头痛

主症　头痛连及项背，发病较急，痛无休止，外感表证明显。

兼见恶风畏寒，口不渴，苔薄白，脉浮紧，为风寒头痛；若头痛而胀，发热，口渴欲饮，小便黄，苔黄，脉浮数，为风热头痛；若头痛如裹，肢体困重，苔白腻，脉濡，为风湿头痛。

‖ **基本治疗** ‖

治法　祛风通络止痛。以督脉及手太阴、足少阳经穴为主。

主穴　百会　太阳　阿是穴　风池　列缺

配穴　阳明头痛：配印堂、阳白、攒竹、合谷、内庭。

少阳头痛：配率谷、太阳、悬颅、外关、侠溪。

太阳头痛：配天柱、后顶、后溪、申脉。

厥阴头痛：配百会、四神聪、太冲、内关。

风寒头痛：配风门、合谷。

风热头痛：配大椎、曲池。

风湿头痛：配头维、阴陵泉。

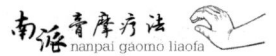

无论是属于外感头痛还是内伤头痛，根据经络辨证，前额痛或兼眉棱、鼻根部为阳明头痛；两侧头痛为少阳头痛；枕部痛或下连于项为太阳头痛；巅顶痛或连于目系，为厥阴头痛。

（二）内伤头痛

主症　头痛发病较缓，多伴头晕，痛势绵绵，时发时止，遇劳或情志刺激而发作、加重。

若头胀痛，目眩，心烦易怒，面赤口苦，舌红苔黄，脉弦数，为肝阳上亢头痛；若头痛昏蒙，脘腹痞满，呕吐痰涎，苔白腻，脉滑，为痰浊头痛；若头痛迁延日久，或头部有外伤史，痛处固定不移，痛如锥刺，舌暗，脉细涩，为瘀血头痛；若头部空痛，兼头晕，神疲无力，面色不华，劳则加重，舌淡，脉细弱，为血虚头痛；若头痛兼头晕耳鸣，腰膝酸软，神疲乏力，遗精，舌红苔少，脉细无力，为肾虚头痛。

‖ **基本治疗** ‖

（1）实证

治法　疏通经络，清利头窍。以督脉及头局部经穴为主。

主穴　百会　头维　风池

配穴　按头痛部位配穴者同外感头痛。

肝阳上亢：配太冲、太溪、侠溪。

痰浊头痛：配中脘、丰隆、阴陵泉。

瘀血头痛：配阿是穴、内关、血海、膈俞。

（2）虚证

治法　疏通经络，滋养脑髓。以督脉及头局部经穴为主。

主穴　百会　风池　足三里

配穴　按头痛部位配穴者同外感头痛。

血虚头痛：配气海、三阴交、脾俞。

肾虚头痛：配太溪、肾俞、悬钟。

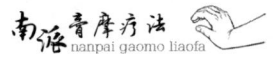
第二节　落枕（附：颈椎病）

落枕即颈部伤筋，是指急性单纯性颈项强痛、活动受限的一种病证。又称"失枕""失颈"。轻者4～5日自愈，重者可延至数周不愈，如果频繁发作，常常是颈椎病的反映。

西医认为本病是由各种原因导致颈部肌肉痉挛所致。

◎ 要点一　病因病机

落枕多由睡眠姿势不当，或枕头高低不适，或因头颈长时间处于过度偏转的位置，使颈部脉络受损；风寒侵袭项背，寒主收引，使筋络拘急，脉络受损，导致气血阻滞不通而发病。本病病位在颈项经筋，与督脉、手足太阳及足少阳经有密切关系。基本病机是经筋受损，筋络拘急，气血阻滞不通。病性以实证多见。

◎ 要点二　辨证与治疗

主症　颈项强痛、活动受限，头多向患侧歪斜，项背牵拉痛，甚则向同侧肩部和上臂放射。检查时，局部肌肉痉挛，压痛明显，但无红肿。

根据经络辨证，若痛在项背，头部俯仰受限，不能左右回顾，项背部压痛明显者，病变以督脉、太阳经为主；若痛在颈臂，颈部不能左右回顾和向两侧偏斜，颈侧、肩部压痛明显者，病变以少阳经为主。

兼见恶风畏寒者，为风寒袭络；颈部扭伤者，为气血瘀滞。

基本治疗

治法　舒筋活络，通经止痛。以局部穴和手太阳、足少阳经穴为主。

主穴　外劳宫　阿是穴　肩井　后溪　悬钟

配穴　病在督脉、太阳经：配大椎、天柱、肩外俞。

病在少阳经：配风池、外关。

风寒袭络：配风池、风府。

气血瘀滞：配内关、合谷。

背痛：配天宗、秉风。

肩痛：配肩髃、外关。

附：颈椎病

颈椎病是指颈椎骨质增生、颈项韧带钙化、颈椎间盘萎缩退化等改变，刺激或压迫颈部神经、脊髓、血管而产生的一系

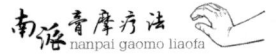

列症状和体征的综合征。中医称为"项痹"。本病发病缓慢，以头枕、颈项、肩背、上肢等部位疼痛以及进行性肢体感觉和运动功能障碍为主症。轻者头晕，头痛，恶心，颈肩疼痛，上肢疼痛、麻木无力；重者可导致瘫痪，甚至危及生命。西医将颈椎病分为六型，即颈型、神经根型、脊髓型、椎动脉型、交感型和混合型。

◎ 要点一　病因病机

本病的发生主要与正虚劳损，感受外邪有关，正气虚弱，气血不足，筋脉失养，故不荣则痛；长期伏案，劳损过度，伤及筋脉，项部气血瘀滞，或感受风寒湿等外邪，经络痹阻，气血不通，故不通则痛。本病病位在颈部筋骨，与督脉、手足太阳、少阳经脉关系密切。基本病机是筋骨受损，经络气血阻滞不通。

◎ 要点二　辨证与治疗

主症　颈部麻木胀痛，转侧不利。

兼有明显的感受风寒史，遇风寒痛增，得温痛减，畏风恶寒，为外邪内侵；颈部有外伤或劳作过度史，痛如针刺，疼痛拒按，为气滞血瘀；肩部酸痛，劳累加重，或伴头晕目眩，四肢乏力，为肝肾不足。

基本治疗

治法　舒筋活血，活络止痛。

主穴　颈夹脊　天柱　曲池　外关　阿是穴

配穴　外邪内侵：配风府、合谷、列缺。

　　　气滞血瘀：配内关、膈俞。

　　　肝肾不足：配肝俞、肾俞、气海。

　　　上肢疼痛：配曲池、合谷。

　　　上肢或手指麻木：配少海、手三里。

　　　头晕头痛：配百会、风池。

　　　恶心、呕吐：配中脘、内关。

操作手法　将药物涂抹在颈肩部后，用一手按扶患者头部，另一只手的掌根按压在枕后患侧至肩部，由上而下反复推按10分钟（或每穴按揉1分钟），以调达气血、疏通经络，使颈肩部肌肉得以调整。

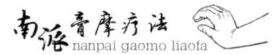
第三节　漏肩风

漏肩风是以肩部疼痛，痛处固定，活动受限为主症的疾病。因风寒是本病的重要诱因，故常称为"漏肩风"；因多发于50岁左右的成年人，故俗称"五十肩"；因患肩常畏寒怕冷，后期常出现肩关节的粘连，肩部呈现固结状，活动明显受限，故又称"肩凝症""冻结肩"等。

本病相当于西医学的肩关节周围炎。

◎ 要点一　病因病机

漏肩风的发生多与体虚、劳损、风寒侵袭肩部等因素有关。凡肩部感受风寒，闭阻气血，或劳作过度、外伤，损及筋脉，气滞血瘀，或年老气血不足，筋骨失养，皆可使肩部经络气血不利，不通则痛。若肩痛日久，多因局部气血疲滞，使患处发生轻度肿胀，甚则关节僵直，肩臂不能举动。病位在肩，与手三阳经有密切联系。肩部经络阻滞不通，或筋肉失于气血温煦和濡养是其基本病机。病性以实证多见，也有虚证或虚实夹杂之证。

◎ **要点二　辨证与治疗**

主症　早期以剧烈疼痛为主，功能活动尚可；后期则以肩部功能障碍为主，疼痛反而减轻。

病初肩部酸重、疼痛，夜间为甚，常因天气变化或劳累而诱发或加重，患者肩前、后及外侧均有压痛，主动和被动外展、后伸、上举等功能明显受限，手指麻胀。病久可出现肩部肌肉萎缩。

根据经络辨证，以肩前外部疼痛为主且压痛明显者，为手阳明经证；以肩外侧部疼痛为主且压痛明显者，为手少阳经证；以肩后部疼痛为主且压痛明显者为手太阳经证；以肩前部疼痛为主且压痛明显者，为手太阴经证。

若有明显的感受风寒史，遇风寒痛增，得温痛减，畏风恶寒，为外邪内侵；若肩部有外伤或劳作过度史，疼痛拒按，夜间尤甚，为气滞血瘀；若肩部酸痛，劳累加重，或伴有头晕目眩，四肢乏力，舌淡，苔薄，脉细，为气血虚弱。

| **基本治疗** |

治法　通经活络，舒筋止痛。以阿是穴和手三阳经穴为主。

主穴　肩髃　肩髎　肩贞　肩前　阿是穴

配穴　手阳明经证：配合谷。

手少阳经证：配外关。

手太阳经证：配后溪。

手太阴经证：配尺泽。

外邪内侵：配合谷、风池。

气滞血瘀：配内关、膈俞。

气血虚弱：配足三里、气海。

第四节　肘劳

肘劳属"伤筋"范畴，是指肘部疼痛，伴有伸腕和前臂旋转功能障碍的慢性劳损性疾病。一般起病缓慢，常反复发作，无明显外伤史，多见于因工作需要而经常做旋转前臂和屈伸肘关节运动的劳动者，如网球运动员、木工、水电工、钳工和矿工等。

本病常见于西医学的肱骨外上髁炎、肱骨内上髁炎和尺骨鹰嘴炎等。在临床上，肱骨外上髁炎最常见，是肱骨外上髁处附着的前臂腕伸肌总腱的慢性损伤性肌筋膜炎。近年来肱骨内上髁炎也逐渐出现，是肱骨内上髁处附着的前臂腕屈肌腱的慢性损伤性肌筋膜炎。尺骨鹰嘴炎是尺骨鹰嘴处附着肌腱的慢性劳损。根据压痛点较易区别。

◎ 要点一　病因病机

肘劳的病因主要为慢性劳损。由于长期劳作，前臂反复地做拧、拉、旋转等动作，使肘部的经筋慢性损伤，迁延日久，气血阻滞，脉络不通，不通则痛。本病病位在肘，肘外部主要

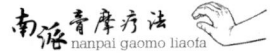

归手三阳经所主。手三阳经筋受损是本病的主要病机。其病性为虚实夹杂。

◎ 要点二 辨证与治疗

主症 肘关节活动时疼痛，有时可向前臂、腕部和上臂放射，局部肿胀不明显，有明显而固定的压痛点，肘关节活动不受限。

根据经络辨证，若肘关节外上方（肱骨外上髁周围）有明显的压痛点，属于手阳明经筋病证（网球肘）；若肘关节外部（尺骨鹰嘴处）有明显的压痛点，属于手少阳经筋病证（学生肘或矿工肘）；若肘关节内下方（肱骨内上髁周围）有明显的压痛点，属于手太阳经筋病证（高尔夫球肘）。

‖ **基本治疗** ‖

治法 舒筋活血，通络止痛。以局部阿是穴为主。

主穴 阿是穴

配穴 手阳明经筋证：配曲池、手三里。

手太阳经筋证：配小海、阳谷。

手少阳经筋证：配天井、外关。

第五节　腰痛（附：坐骨神经痛）

腰痛又称"腰脊痛"，是以自觉腰部疼痛为主症的一类病证。

腰痛常见于西医学的腰部软组织损伤、肌肉风湿、腰椎病变、椎间盘病变及部分内脏病变。其他如妇女的盆腔疾患及肾脏病变常可放散到腰部引起腰痛；风湿也可影响到腰部软组织引起腰痛。

◎ 要点一　病因病机

腰痛的发生多与感受外邪、跌仆损伤和劳欲太过等因素有关。凡感受风寒，或坐卧湿地，或冒雨涉水，或疲劳汗出，使邪客于经络，经气阻滞；或长期从事较重的体力劳动，或腰部闪挫撞击后未全恢复，经筋、络脉受损，瘀血阻络，均可致腰部经络气血阻滞，不通则痛。若素体禀赋不足，或年老精血亏虚，或房劳过度，损伤肾气，使腰部经络失于温煦、濡养，即可产生腰痛。其病位在腰，与肾关系密切，与足太阳膀胱经、督脉等关系密切。主要病机为腰脊部经脉、经筋、络脉的不通

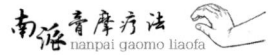

或失荣。病性以实证多见，也有虚证或虚实夹杂之证。

◎ 要点二　辨证与治疗

主症　腰部疼痛。凡起病较急，腰痛明显，痛处拒按者，为实证；起病隐袭，腰部酸痛，痛势不剧，病程缠绵者，为虚证。

根据经络辨证，疼痛在腰脊正中部，病在督脉；疼痛部位在腰脊两侧，病在足太阳经。

若腰部有受寒史，每遇天气变化或阴雨风冷时加重，腰部冷痛重着、酸麻，或拘挛不可俯仰，或痛连臀腿，舌淡，苔白滑，脉迟者，为寒湿腰痛；若腰部有劳伤或陈伤宿疾史，且腰部两侧肌肉触之有僵硬感，腰痛如刺，固定不移，每遇劳累、晨起、久坐加重，舌质暗或有瘀斑，脉涩者，为瘀血腰痛；若起病缓慢，腰部隐隐作痛，酸多痛少，喜按喜揉，乏力易倦，脉细者，为肾虚腰痛。

‖ **基本治疗** ‖

> **治法**　通经活络止痛。以局部阿是穴、足太阳经穴为主。膏摩方药宜选择温肾固元的药为主。
>
> **主穴**　大肠俞　阿是穴　委中
>
> **配穴**　寒湿腰痛：配腰阳关。

瘀血腰痛：配膈俞、次髎。

肾虚腰痛：配命门、肾俞。

病在督脉：配后溪。

病在足太阳经：配申脉。

腰椎病变：配腰夹脊。

腰骶部痛：配次髎、腰俞。

腰眼部痛：配腰眼。

急性腰扭伤：配水沟，或后溪，或腰痛穴，或委中。

操作手法 用双手掌根沿脊柱两侧自背部开始推至臀部，使腰背肌肉得以调整，以调达气血、疏通经络，沿大腿后侧顺行向下至跟腱进行推理，使下肢整体气血流通，肌肉舒展。

附：坐骨神经痛

坐骨神经痛是指沿坐骨神经通路及其分布区（腰、臀、大腿后侧、小腿后外侧及足外侧）以放射性疼痛为主要症状的综合征，是各种原因引起的坐骨神经受压而出现的炎性病变。通常分为根性坐骨神经痛和干性坐骨神经痛两种，临床上以根性坐骨神经痛为多见。

坐骨神经痛属中医学的"坐臀风""腿股风""腰腿痛"

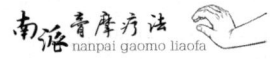

及"痹证"等范畴。

◎ 要点一　病因病机

坐骨神经痛的发生主要与感受外邪、跌仆闪挫、劳损等因素有关。各种因素损伤腰腿筋脉，致气血瘀滞，脉络不通，不通则痛。或因久居湿地，冒雨涉水，汗出当风，衣着湿凉，以致风寒湿邪入侵，痹阻腰腿；或湿热邪气浸淫，或湿浊郁久化热，或机体内蕴湿热，流注足太阳、少阳经脉，均可导致腰腿疼痛。其病位在腰腿，与足太阳、足少阳经有关。基本病机是经络不通，气血瘀滞，或脉络失荣。病性以实证多见，也有虚证或虚实夹杂之证。

◎ 要点二　辨证与治疗

主症　腰或臀、大腿后侧、小腿后外侧及足外侧出现放射性、电击样、烧灼样疼痛。

根据经络辨证，主要属足太阳、足少阳经脉及经筋病证。若疼痛以下肢外侧为主，属足少阳经型；若疼痛以下肢后侧为主，属足太阳经型。

起病急骤，痛势剧烈，痛处固定，拒按者，为实证；起病缓慢，痛势隐隐，喜揉按，伴腰膝酸软，倦怠乏力，脉沉细者，为虚证。若腰腿冷痛、重浊，得温则减，遇冷加重，舌质淡，苔白滑，脉沉迟，为寒湿证；若腰腿疼痛剧烈，痛如针刺，痛处固定，夜间为甚，且伴有外伤史，舌紫暗，或有瘀斑，脉涩，为瘀血证；若痛势隐隐，喜揉喜按，劳则加重，舌淡脉细，为气血不足证。

基本治疗

治法　舒筋活络，通经止痛。取足太阳、足少阳经穴为主。

主穴　足少阳经证：腰夹脊、环跳、阳陵泉、悬钟、丘墟。

足太阳经证：腰夹脊、秩边、委中、承山、昆仑。

配穴　寒湿证：配命门、腰阳关。

瘀血证：配阿是穴、血海。

气血不足证：配足三里、三阴交。

腰夹脊是治疗腰腿疾病之要穴，腰夹脊可疏通腰部经络气血；由于疼痛多沿足少阳经、足太阳经循行部位出现放射，故分别循经选取足少阳、足太阳经穴，以疏导两经闭阻不通之气血，达到"通则不痛"的治疗目的。

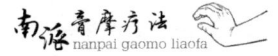

第六节 痹证

痹证是由风、寒、湿、热等病邪侵袭人体，闭阻经络，气血运行不畅所导致的，是以肌肉、筋骨、关节发生酸痛、麻木、重着、屈伸不利，甚或关节肿大灼热等为主要表现的病证。

痹证相当于西医学的风湿性关节炎、风湿热、类风湿性关节炎、骨关节炎、纤维组织炎和神经痛等病。

◎ 要点一 病因病机

痹证主要与外感风、寒、湿、热之邪和人体正气不足有关。正如《素问·痹论》所记载："风寒湿三气杂至，合而为痹也。"当人体正气不足，卫外不固之时，风寒湿等外邪即乘虚侵入人体，留于关节，痹阻关节肌肉筋络，导致经脉气血痹阻不通，不通则痛。由于体质差异，感邪各有偏胜，根据病邪偏胜和症状特点，常分为行痹（风痹）、痛痹（寒痹）、着痹（湿痹）和热痹。其病位在肌肉关节。风寒湿热等邪痹阻关节肌肉，经络气血不通是本病的主要病机。病性多为实证或本虚标实之证。

◎ 要点二　辨证与治疗

主症　关节肌肉疼痛，屈伸不利。

若疼痛游走，痛无定处，时见恶风发热，舌淡苔薄白，脉浮，为行痹（风痹）；若疼痛较剧烈，痛有定处，遇寒痛增，得热痛减，局部无红肿热胀，触之不热，苔薄白，脉弦紧，为痛痹（寒痹）；若肢体关节酸痛，重着不移，或肿胀，肌肤麻木不仁，阴雨天加重或发作，苔白腻，脉濡缓，为着痹（湿痹）；若关节疼痛，局部灼热红肿，痛不可触，关节活动不利，可累及多个关节，伴有发热恶风，口渴烦闷，苔黄燥，脉滑数，为热痹。

‖ 基本治疗 ‖

治法　祛邪通痹，活络止痛。取病痛局部经穴为主，结合循经及辨证选穴。

主穴　阿是穴、局部经穴（以下为疼痛部位选穴）：

肩部：肩髃、肩髎、肩贞、臑俞。

肘部：曲池、天井、尺泽、少海、小海。

腕部：阳池、外关、阳溪、腕骨。

脊背：大椎、大杼、身柱、腰阳关、夹脊。

髀部：环跳、居髎、秩边、髀关。

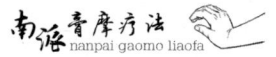

股部：伏兔、殷门、承扶、风市、阳陵泉。

膝部：膝眼、梁丘、血海、阳陵泉、膝阳关。

踝部：申脉、照海、昆仑、丘墟。

配穴　行痹：配膈俞、血海。

痛痹：配肾俞、关元。

着痹：配阴陵泉、足三里。

热痹：配大椎、曲池。

另可根据部位循经配穴。

第七节　中风

中风是以突然晕倒、不省人事，伴口角歪斜、语言不利、半身不遂，或不经昏仆仅以口祸、半身不遂为临床主症的疾病。因发病急骤，症见多端，病情变化迅速，与风之善行数变特点相似，故名中风、卒中。本病发病率和死亡率较高，常留有后遗症；近年来发病率不断增高，发病年龄也趋向年轻化，因此，是威胁人类生命和生活质量的重大疾患。

西医学的急性脑血管病，如脑梗死、脑出血、脑栓塞、蛛网膜下腔出血等属本病范畴。

◎ 要点一　病因病机

中风的发生是多种因素所导致的复杂的病理过程，多与饮食不节、情志内伤、思虑过度、年老体衰等因素有关。虚、风、火、痰、瘀为主要病因。病位在脑，与心、肾、肝、脾关系密切。基本病机是脏腑阴阳失调，气血逆乱，上扰清窍，窍闭神匿，神不导气。如肝肾阴虚，水不涵木，肝风妄动；五志过极，肝阳上亢，引动心火，风火相煽，气血上冲；饮食不

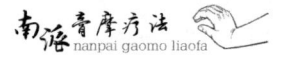

节，恣食厚味，痰浊内生；气机失调，气滞而血运不畅，或气虚推动无力，日久血瘀；即风、火、痰湿、瘀血等病邪，上扰清窍，导致"窍闭神匿，神不导气"时，则发生中风，"窍"指脑窍、清窍；"闭"指闭阻、闭塞；"神"指脑神；"匿"为藏而不现；"导"指主导，引申为支配；"气"指脑神所主的功能活动，如语言、肢体运动、吞咽功能等。

◎ 要点二　辨证与治疗

（一）中经络

主症　半身不遂，舌强语謇，口角歪斜。

兼见面红目赤，眩晕头痛，心烦易怒，口苦咽干，便秘尿黄，舌红或绛，苔黄或燥，脉弦有力，为肝阳暴亢；肢体麻木或手足拘急，头晕目眩，苔白腻或黄腻，脉弦滑，为风痰阻络；口黏痰多，腹胀便秘，舌红，苔黄腻或灰黑，脉弦滑大，为痰热腑实；肢体软弱，偏身麻木，手足肿胀，面色淡白，气短乏力，心悸自汗，舌暗，苔白腻，脉细涩，为气虚血瘀；肢体麻木，心烦失眠，眩晕耳鸣，手足拘挛或蠕动，舌红，苔少，脉细数，为阴虚风动。

基本治疗

治法 醒脑调神，疏通经络。以手厥阴经、督脉及足太阴经穴为主。

主穴 内关 水沟 三阴交 极泉 尺泽 委中

配穴 肝阳暴亢：配太冲、太溪。

风痰阻络：配丰隆、合谷。

痰热腑实：配曲池、内庭、丰隆。

气虚血瘀：配足三里、气海。

阴虚风动：配太溪、风池。

口角歪斜：配颊车、地仓。

上肢不遂：配肩髃、手三里、合谷。

下肢不遂：配环跳、阳陵泉、悬钟、太冲。

头晕：配风池、完骨、天柱。

足内翻：配丘墟。

便秘：配水道、归来、丰隆、支沟。

复视：配风池、天柱、睛明、球后。

尿失禁、尿潴留：配中极、曲骨、关元。

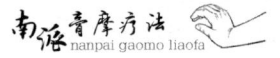

（二）中脏腑

主症 神志恍惚，嗜睡或昏睡，甚者昏迷，半身不遂。

兼见神昏，牙关紧闭，口噤不开，肢体强痉，为闭证；面色苍白，瞳神散大，手撒口开，二便失禁，气息短促，多汗腹凉，脉散或微，为脱证。

‖ **基本治疗** ‖

> **治法** 醒脑开窍，启闭固脱。取手厥阴经及督脉穴为主。
>
> **主穴** 内关 水沟
>
> **配穴** 闭证：配十二井穴、太冲、合谷。
>
> 脱证：配关元、气海、神阙。

第八节　痿证

痿证是肢体筋脉弛缓、软弱无力，日久因不能随意运动而致肌肉萎缩的一种病证。以下肢痿弱多见，故又有"痿躄"之称。

西医学的感染性多发性神经根炎、多发性末梢神经炎、运动神经元病、重症肌无力、肌营养不良及周围神经损伤等引起的肢体瘫痪属于痿证范畴。

◎ 要点一　病因病机

外邪侵袭、饮食不节、久病体虚等导致的经络阻滞、筋脉功能失调、筋肉失于气血津液的濡养，是痿证的主要病因。外感湿热毒邪，或高热不退，或病后余热燔灼，伤津耗气，使肺热叶焦，不能输布津液；坐卧湿地或冒雨涉水，湿邪浸淫，郁而化热，湿热阻闭经络；饮食不节，脾胃虚弱，气血津液生化不足；或久病体虚，或劳伤过度，精血亏虚。本病病位在筋脉肌肉，但根于五脏虚损。基本病机：实证多为筋脉肌肉受损，气血运行受阻；虚证多为气血阴精亏耗，筋脉肌肉失养。

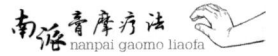

◎ 要点二　辨证与治疗

主症　肢体筋脉弛缓不收，软弱无力，甚至瘫痪。

若发热多汗，热退后突然出现肢体软弱无力，心烦口渴，小便短黄，舌红，苔黄，脉细数，为肺热伤津；若肢体逐渐痿软无力，下肢为重，微肿而麻木不仁，或足胫热，小便赤涩，舌红，苔黄腻，脉滑数，为湿热浸淫；若肢体痿软无力日久，食少纳呆，腹胀便溏，面浮无华，神疲乏力，舌淡或有齿印，苔腻，脉细弱，为脾胃虚弱；若起病缓慢，下肢痿软无力，甚至步履艰难，腿胫肌肉萎缩严重，腰脊酸软，不能久立，或伴眩晕耳鸣，舌红，少苔，脉沉细，为肝肾亏虚；若四肢痿弱，肌肉瘦削，手足麻木不仁，四肢青筋显露，舌质暗淡或有瘀点、瘀斑，脉细涩，为脉络瘀阻。

‖ 基本治疗 ‖

> **治法**　调和气血，濡养筋肉。取手足阳明经穴和相应夹脊穴为主。
>
> **主穴**　上肢：肩髃、曲池、合谷、颈胸夹脊。
> 　　　　下肢：髀关、足三里、阳陵泉、三阴交、腰夹脊。
>
> **配穴**　肺热津伤：配鱼际、尺泽。

湿热浸淫：配阴陵泉、中极。

脾胃虚弱：配脾俞、胃俞。

肝肾亏虚：配肝俞、肾俞。

脉络瘀阻：配膈俞、血海。

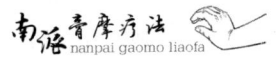

第九节　颤证

　　颤证亦称"颤振""振掉""震颤"，是指以头部或肢体摇动、颤抖为主要临床表现的一种病证。轻者仅有头摇或手足微颤，尚能坚持工作和生活自理；重者头部振摇大动，甚则有痉挛扭转样动作，两手及上下肢颤动不止，或兼有项强、四肢拘急。本病老年人发生较多，男性多于女性，并呈进行性加重。

　　西医学的锥体外系疾病所致的不随意运动，如震颤麻痹、舞蹈症、手足徐动症等属于颤证范畴，可参考治疗。

◎ 要点一　病因病机

　　颤证常与年老体虚、情志过极、饮食不节和劳逸失当等因素有关。本病病位在脑，病变脏腑主要在肝，涉及脾、肾。年迈久病肾亏，劳欲太过；或药物所伤，使肾气不足，肾精亏耗，虚阳内动，脑髓失养，神机失调而成；或因肾水不足，木少滋荣；或暴怒伤肝而气机不畅，阳气内阻化热生风而成；或由于久病年迈精少，或应事太烦而伤神，神伤则精损气耗，脑髓不足，神机失养，筋脉肢体失主而成；或脾气虚弱，精血不

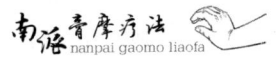

生，气虚血少，筋脉失养所致；或脾虚中州不运，津停液结为痰、饮、湿，肾气不足则不能制水，痰湿内生；积痰日久化热，热极化风，痰热动风，致使气机失司，脑神被扰，而成本病。基本病机为虚风内动，或痰热动风。

◎ **要点二 辨证与治疗**

主症 头部及肢体摇动、颤抖，轻者头摇肢颤，重者头部震摇大动，肢体震颤不已，不能持物，继则肢体不灵，行动迟缓，表情淡漠，呆滞，口角流涎等。

兼眩晕头胀，面红，口干舌燥，易怒，腰膝酸软，睡有鼾声，渐见头摇肢颤，不能自主，舌红，苔薄黄，脉弦紧者，为风阳内动；兼头晕目眩，耳鸣，记忆力差，头摇肢颤，溲便不利，寤寐颠倒，重则神呆，啼笑反常，语言失序，舌质淡红，舌体胖大，苔薄白，脉沉弦无力或弦细紧者，为髓海不足；兼眩晕，心悸，懒言，头摇肢颤，纳呆，乏力，畏寒肢冷，汗出，溲便失常，舌体胖大，舌质淡红，苔薄白滑，脉沉细者，为气血亏虚；兼见头晕目眩，头摇，肢麻震颤，手不能持物，胸闷泛恶，多痰涎，舌体胖大有齿痕，舌质红，苔厚腻或白或黄，脉沉滑或沉濡者，为痰热动风。

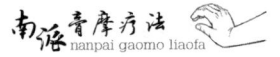

‖ 基本治疗 ‖

治法　补益脾肾，化痰息风。以督脉、手足少阳经
　　　穴为主。

主穴　（1）四神聪、曲池、外关、足三里、阳陵
　　　泉、丰隆。

　　　（2）百会、本神、风池、合谷、三阴交、
　　　太冲。

　　　两组主穴交替使用，每天或隔天治疗1次。

配穴　风阳内动：配大椎、风府。

　　　髓海不足：配肾俞、太溪。

　　　气血亏虚：配气海、公孙。

　　　痰热动风：配中脘、阴陵泉。

　　　颤抖甚：配后溪、三间、大椎。

　　　僵直甚：配大包、期门（均灸）、大椎
　　　（刺血）。

　　　汗多：配肺俞、脾俞、气海。

　　　口干舌麻：配廉泉、承浆。

第十节 不寐

不寐又称为"失眠""不得卧"等，是以经常不能获得正常睡眠，或入睡困难，或睡眠时间不足，或睡眠不深，严重者彻夜不眠为特征的病证。

本病属于西医学的睡眠障碍，是长期过度紧张的脑力劳动、强烈的思想情绪波动、久病后体质虚弱等，使大脑皮层兴奋与抑制作用失衡，导致大脑皮层功能活动紊乱所致。

◎ 要点一 病因病机

本证与饮食、情志、劳倦、体虚等因素有关。情志不遂，肝阳扰动；思虑劳倦，内伤心脾，生血之源不足；惊恐、房劳伤肾，肾水不能上济于心，心火独炽，心肾不交；体质虚弱，心胆气虚；饮食不节，宿食停滞，胃不和则卧不安。上述因素最终导致邪气扰动心神或心神失于濡养、温煦，心神不安，阴跷脉、阳跷脉功能失于平衡，而出现不寐。病位在心，与肝、脾、肾密切相关。

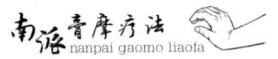

◎ **要点二 辨证与治疗**

主症 经常不易入睡，或寐而易醒，甚则彻夜不眠。

兼情志波动，急躁易怒，头晕头痛，胸胁胀满，舌红，脉弦，为肝阳上扰；心悸健忘，面色无华，易汗出，纳差倦怠，舌淡，脉细弱，为心脾亏虚；头晕耳鸣，腰膝酸软，五心烦热，遗精盗汗，舌红，脉细数，为心肾不交；心悸多梦，善惊恐，多疑善虑，舌淡，脉弦细，为心胆气虚；脘闷嗳气，嗳腐吞酸，心烦口苦，苔厚腻，脉滑数，为脾胃不和。

‖ **基本治疗** ‖

治法 调理跷脉，安神利眠。以相应八脉交会穴、
手少阴经及督脉穴为主。

主穴 印堂 四神聪 安眠 神门 照海 申脉

配穴 肝阳上扰：配行间、侠溪。

心脾亏虚：配心俞、脾俞。

心肾不交：配心俞、肾俞。

心胆气虚：配心俞、胆俞。

脾胃不和：配公孙、足三里。

第十一节 感冒

感冒，又称伤风、冒风，是风邪侵袭人体所致的常见外感疾病。临床表现以鼻塞、咳嗽、头痛、恶寒发热、全身不适为其特征。全年均可发病，尤以春季多见。由于感邪之不同、体质强弱不一，证候可表现为风寒、风热证，并有夹湿、夹暑的兼证，以及体虚感冒的差别。如果病情较重，在一个时期内广泛流行，称为"时行感冒"。

西医学中上呼吸道感染属中医的"感冒"范畴，流行性感冒属"时行感冒"范畴。

◎ 要点一 病因病机

感冒的发生主要由于体虚，抗病能力减弱。当气候剧变时，人体卫外功能不能适应，邪气乘虚由皮毛、口鼻而入，引起一系列肺卫症状。偏寒者，则致寒邪束表，肺气不宣，阳气郁阻，毛窍闭塞；偏热者，则热邪灼肺，腠理疏泄失司，肺失清肃。感冒虽以风邪多见，但随季节不同，多夹时气或非时之气，如夹湿、夹暑等。其病位在肺卫。基本病机为卫表失和，肺失宣肃。

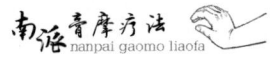

◎ 要点二　辨证与治疗

主症　恶寒发热，头痛，鼻塞流涕，脉浮。

兼见恶寒重，发热轻或不发热，无汗，鼻痒喷嚏，鼻塞声重，咳痰液清稀，肢体酸楚，苔薄白，脉浮紧，为风寒感冒；微恶风寒，发热重，有汗，鼻塞浊涕，咳痰稠或黄，咽喉肿痛，口渴，苔薄黄，脉浮数，为风热感冒。夹湿则头痛如裹，胸闷纳呆；夹暑则汗出不解，心烦口渴。

‖ 基本治疗 ‖

治法　祛风解表。以手太阴、手阳明经及督脉穴为主。

主穴　风池　大椎　太阳　列缺　合谷

配穴　风寒感冒：配风门、肺俞。

风热感冒：配曲池、尺泽。

头痛：配印堂、头维。

鼻塞：配迎香。

体虚感冒：配足三里。

咽喉疼痛：配少商。

全身酸楚：配身柱。

夹湿者：配阴陵泉。

夹暑者：配委中。

第十二节 咳嗽

咳嗽是肺系疾病的主要症状。"咳"指有声无痰;"嗽"指有痰无声,临床一般声痰并见,故并称咳嗽。根据发病原因,可分为外感咳嗽和内伤咳嗽两大类。外感咳嗽是由外邪侵袭引起,内伤咳嗽则为脏腑功能失调所致。

咳嗽多见于西医学的上呼吸道感染、急慢性支气管炎、支气管扩张、肺炎、肺结核等,是肺系多种疾病的常见症状。

◎ 要点一 病因病机

咳嗽,在临床上分为外感、内伤两类。外感咳嗽是由外邪侵袭引起,内伤咳嗽则为脏腑功能失调所致。外感风寒、风热之邪,从口鼻皮毛而入。肺合皮毛,开窍于鼻,肺卫受邪,肺气壅塞不宣,清肃功能失常,影响肺气出入,而致外感咳嗽。脏腑功能失调,如肺阴亏损,失于清润;或脾虚失运,聚湿生痰,上渍于肺,肺气不宣;或肝气郁结,气郁化火,火盛灼肺,阻碍清肃;肾虚而摄纳无权,肺气上逆,均可导致内伤咳嗽。咳嗽虽分内因、外因,但可互相影响为病。外邪迁延日

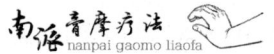

久，可转为内伤咳嗽；肺虚卫外不固，则易受外邪引发咳嗽，故两者可互为因果。

◎ 要点二　辨证与治疗

（一）外感咳嗽

主症　咳嗽病程较短，起病急骤或兼有表证。

兼见咳嗽声重，咽喉作痒，咳痰色白、稀薄，头痛发热，鼻塞流涕，形寒无汗，肢体酸楚，苔薄白，脉浮紧，为外感风寒；咳嗽咳痰黏稠、色黄，身热头痛，汗出恶风，苔薄黄，脉浮数，为外感风热。

‖ **基本治疗** ‖

> **治法**　疏风解表，宣肺止咳。以手太阴、手阳明经
> 　　　　穴为主。
> **主穴**　天突　中府　肺俞　列缺　合谷
> **配穴**　风寒：配风池、风门。
> 　　　　风热：配大椎、曲池。
> 　　　　咽喉痛：配少商放血。

（二）内伤咳嗽

主症　咳嗽起病缓慢，病程较长，可兼脏腑功能失调症状。

兼见咳嗽痰多、色白、黏稠，胸脘痞闷，神疲纳差，苔白腻，脉濡滑，为痰湿侵肺；气逆咳嗽，引胁作痛，痰少而黏，面赤咽干，苔黄少津，脉弦数，为肝火灼肺；干咳，咳声短，以午后黄昏为剧，少痰，或痰中带血，潮热盗汗，形体消瘦，两颊红赤，神疲乏力，舌红，少苔，脉细数，为肺阴亏虚。

基本治疗

> **治法**　肃肺理气，止咳化痰。以手足太阴经穴为主。
>
> **主穴**　天突　肺俞　太渊　三阴交
>
> **配穴**　痰湿侵肺：配阴陵泉、丰隆。
>
> 　　　　肝火灼肺：配行间、鱼际。
>
> 　　　　肺阴亏虚：配膏肓、太溪。
>
> 　　　　咯血：配孔最。

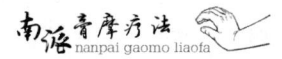

第十三节　呕吐

呕吐是临床常见病证，既可单独为患，亦可见于多种疾病。古代文献以有声有物谓之呕，有物无声谓之吐，有声无物谓之干呕。因两者常同时出现，故称呕吐。

呕吐可见于西医学的急慢性胃炎、胃扩张、贲门痉挛、幽门痉挛、胃神经症、胆囊炎、胰腺炎等。

◎　要点一　病因病机

本病的发生常与外邪犯胃、饮食不节、情志失调、体虚劳倦等因素有关。胃主受纳、腐熟水谷，以和降为顺，若气逆于上则发为呕吐。导致胃气上逆的原因很多，如风、寒、暑、湿之邪或秽浊之气侵犯胃腑，致胃失和降，气逆于上则发呕吐；或饮食不节，过食生冷肥甘，误食腐败不洁之物，损伤脾胃，导致食滞不化，胃气上逆而呕吐；或因恼怒伤肝，肝气横逆犯胃，胃气上逆，或忧思伤脾，脾失健运，使胃失和降而呕吐；或因劳倦内伤，中气被耗，中阳不振，津液不能四布，酿生痰饮，积于胃中，饮邪上逆，也可发生呕吐。本病病位在胃，与肝、脾关系密切。基本病机是胃失和降，胃气上逆。

◎ 要点二　辨证与治疗

（一）实证

主症　发病急，呕吐量大，吐出物多酸臭味，或伴寒热。

兼见呕吐清水或痰涎，食久乃吐，大便溏薄，头身疼痛，胸脘痞闷，喜暖畏寒，苔白，脉迟者，为寒邪客胃；食入即吐，呕吐酸苦热臭，大便燥结，口干而渴，喜寒恶热，苔黄，脉数者，为热邪内蕴；呕吐清水痰涎，脘闷纳差，头眩心悸，苔白腻，脉滑者，为痰饮内阻；呕吐多在食后精神受刺激时发作，吞酸，频频嗳气，平时多烦善怒，苔薄白，脉弦者，为肝气犯胃。

（二）虚证

主症　病程较长，发病较缓，时作时止，吐出物不多，腐臭味不甚。

兼见饮食稍有不慎，呕吐即易发作，时作时止，纳差便溏，面色㿠白，倦怠乏力，舌淡，苔薄，脉弱无力者，为脾胃虚寒。

▌ 基本治疗 ▌

治法　和胃降逆，理气止呕。以手厥阴、足阳明经穴及相应募穴为主。（实证和虚证的治法相同）

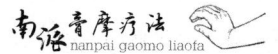

主穴 中脘　胃俞　内关　足三里

配穴 寒邪客胃：配上脘、公孙。

热邪内蕴：配合谷，并可用金津、玉液点刺出血。

痰饮内阻：配膻中、丰隆、公孙。

肝气犯胃：配阳陵泉、太冲。

脾胃虚寒：配脾俞、胃俞。

腹胀者：配气海。

肠鸣者：配脾俞、大肠俞。

泛酸干呕者：配建里、公孙。

食滞者：配梁门、天枢。

第十四节 胃痛

胃痛又称胃脘痛，是以上腹胃脘反复性发作性疼痛为主的症状。由于疼痛位近心窝部，古人又称"心痛""胃心痛""心腹痛""心下痛"等。《医学正传》说："古方九种心痛……详其所由，皆在胃脘，而实不在于心也。"后世医家对胃痛与心痛作了明确的区分。胃痛病位在胃，而及于脾，与"心痛"发生于心系的病证有本质不同，临床应加以区别。

胃痛多见于西医学的急慢性胃炎、消化性溃疡、胃肠神经症、胃黏膜脱垂等病，是各种原因导致胃黏膜受刺激、受损或胃平滑肌痉挛所出现的症状。

◎ 要点一 病因病机

胃痛发生的常见原因有寒邪客胃、饮食伤胃、肝气犯胃和脾胃虚弱等。胃主受纳腐熟水谷，若寒邪客于胃中，寒凝不散，阻滞气机，可致胃气不和而疼痛；或因饮食不节，饥饱无度，或过食肥甘，食滞不化，气机受阻，胃失和降引起胃痛；肝对脾胃有疏泄作用，如因恼怒抑郁，气郁伤肝，肝失条达，横逆犯胃，亦可发生胃痛；若劳倦内伤，久病脾胃虚弱，或禀赋不足，中阳亏虚，胃失温养，内寒滋生，中焦虚寒而痛；亦有气郁日久，瘀血内结，气滞血瘀，阻碍中焦气机，而致胃痛发作。本病病位在胃，与肝、脾关系密切。病机分为虚实两端，实证为气机阻滞，不通则痛；虚证为胃腑失于温煦或濡养，失养则痛。

◎ 要点二　辨证与治疗

（一）实证

主症　上腹胃脘部暴痛，痛势较剧，痛处拒按，饥时痛减，纳后痛增。

兼见胃痛暴作，脘腹得温痛减，遇寒则痛增，恶寒喜暖，口不渴，喜热饮，或伴恶寒，苔薄白，脉弦紧者，为寒邪犯胃；胃脘胀满疼痛，嗳腐吞酸，嘈杂不舒，呕吐或矢气后痛减，大便不爽，苔厚腻，脉滑者，为饮食停滞；胃脘胀满，脘痛连胁，嗳气频频，吞酸，大便不畅，每因情志因素而诱发，心烦易怒，喜太息，苔薄白，脉弦者，为肝气犯胃；胃痛拒按，痛有定处，食后痛甚，或有呕血便黑，舌质紫暗或有瘀斑，脉细涩者，为气滞血瘀。

（二）虚证

主症　上腹胃脘部疼痛隐隐，痛处喜按，空腹痛甚，纳后痛减。

兼见泛吐清水，喜暖，大便溏薄，神疲乏力，或手足不温，舌淡苔薄，脉虚弱或迟缓，为脾胃虚寒；胃脘灼热隐痛，似饥而不欲食，咽干口燥，大便干结，舌红少津，脉弦细或细数，为胃阴不足。

基本治疗

治法 和胃止痛。以足阳明、手厥阴经穴及相应募穴为主。（实证和虚证的治法相同）

主穴 中脘　内关　足三里

配穴 寒邪犯胃：配胃俞、神阙。

饮食停滞：配下脘、梁门。

肝气犯胃：配太冲、期门。

气滞血瘀：配膻中、膈俞。

脾胃虚寒：配神阙、气海、脾俞。

胃阴不足：配胃俞、三阴交、太溪。

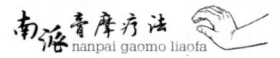

第十五节　腹痛

腹痛指胃脘以下，耻骨毛际以上部位发生的疼痛症状。腹痛多见于内、妇、外科等疾病，而以消化系统和妇科病更为常见。

西医学的急慢性肠炎、胃肠痉挛、肠易激综合征等疾病引起的腹痛，可参照治疗。

◎ 要点一　病因病机

寒湿暑热之邪侵入腹中，使脾胃运化功能失调，邪滞于中，气机阻滞，不通则痛。外感寒邪，或过食生冷，寒邪内阻，气机壅滞，可以引起腹痛。若感受湿热之邪，恣食辛热厚味，湿热食滞交阻，导致传导失职，气机不和，腑气不通，亦可引起腹痛。或情志抑郁，肝气横逆，气机阻滞，或因腹部手术，跌仆损伤，导致气滞血瘀，络脉阻塞而引起腹痛。或因素体阳虚，脾阳不振，气血不足，脏腑经脉失于温养，而作腹痛。足太阴经、足阳明经入腹里，足厥阴经抵小腹，任脉循腹里，因此，腹痛与这四条经脉密切相关。本病病位在腹，与肝、胆、脾、肾、膀胱、大小肠有关。基本病机是腹部脏腑经脉气机不通，或脏腑经脉失养。

◎ 要点二 辨证与治疗

主症 胃脘以下、耻骨毛际以上部位疼痛。发病急骤，痛势剧烈，痛时拒按，属急性腹痛，多为实证；病程较长，腹痛缠绵，多为虚证，或虚实兼夹。

兼见腹痛暴急，喜温怕冷，腹胀肠鸣，大便自可或溏薄，四肢欠温，口不渴，小便清长，舌淡，苔白，脉沉紧，为寒邪内积；胀满不舒，大便秘结或溏滞不爽，烦渴引饮，汗出，小便短赤，舌红，苔黄腻，脉濡数，为湿热壅滞；脘腹胀闷或痛，攻窜，痛引少腹，得嗳气或矢气则腹痛酌减，遇恼怒则加剧，舌紫暗，或有瘀点，脉弦涩，为气滞血瘀；兼见腹痛时作时止，饥饿劳累后加剧，痛时喜按，大便溏薄，神疲怯冷，舌淡，苔薄白，脉沉细，为脾阳不振。

‖ 基本治疗 ‖

治法 通调腑气，缓急止痛。以足阳明、足厥阴经及任脉穴为主。

主穴 下脘　关元　天枢　足三里　太冲

配穴 寒邪内积：配神阙、公孙。

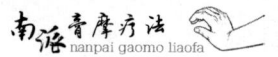

湿热壅滞：配阴陵泉、内庭。

气滞血瘀：配膻中、血海。

脾阳不振：配脾俞、肾俞。

第十六节 胁痛

胁痛是以一侧或两侧胁肋部疼痛为主要临床表现的病证，又称肋痛、季肋痛或胁下痛。胁，指侧胸部，为腋下至第12肋骨部的统称。肝位于胁部，其经脉布胁肋，胆附于肝，其经脉循胁里，过季胁，故胁痛主要责之于肝胆。

胁痛可见于肝、胆囊、胸膜等急、慢性疾患和肋间神经痛等疾病。

◎ 要点一 病因病机

胁痛多与情志不畅、跌仆损伤、饮食所伤、外感湿热、劳欲久病等因素有关。情志不遂，肝气郁结，失于条达，或跌仆闪挫，损伤胁络，瘀血停留；或外感湿热郁于少阳，枢机不利；或饮食所伤，脾失健运，积湿生热，肝胆失其疏泄条达，经脉气机阻滞，均可发为胁痛。若久病体虚，劳欲过度，阴血亏损，脉络失养，亦可发为胁痛。胁肋部为肝胆经络所过之处，胁痛病位主要在肝胆，与脾、胃、肾有关。基本病机是肝胆脉络不通或脉络失养。

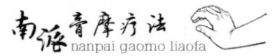

西医学中，胁痛多见于急慢性肝炎、肝硬化、肝癌、胆囊炎、胆石症、胆道蛔虫病及肋间神经痛等疾病。

◎ 要点二　辨证与治疗

主症　胁痛多见于一侧。由于病因、病性、病程的不同，疼痛的性质亦不同。气滞多胀痛窜痛，瘀血多刺痛较剧。一般而言，初起疼痛较重，久之则胁肋部隐痛时发。

兼见情志不舒，胸闷短气，苔薄白，脉弦，为肝气郁结；胁痛如刺，痛处不移，舌质暗，脉沉涩，为气滞血瘀；恶心，呕吐，口苦，舌红，苔黄腻，脉弦滑数，为肝胆湿热。以上三型，均为实证。若胁痛绵绵，遇劳加重，头晕目眩，口干咽燥，舌红少苔，脉细，为肝阴不足。

‖ 基本治疗 ‖

治法　疏肝理气，通络止痛。以足厥阴、足少阳经穴为主。

主穴　期门　支沟　阳陵泉　足三里

配穴　肝气郁结：配内关、太冲。

　　　　气滞血瘀：配膈俞、太冲。

　　　　肝胆湿热：配行间、侠溪。

　　　　肝阴不足：配肝俞、三阴交。

第十七节　泄泻

泄泻亦称"腹泻"，是指排便次数增多，粪便稀薄，或泻出如水样。古人将大便溏薄者称为"泄"，大便如水注者称为"泻"。本病一年四季均可发生，但以夏秋两季多见。本证可见于多种疾病，临床可概分为急性泄泻和慢性泄泻两类。

泄泻多见于西医学的急慢性肠炎、胃肠功能紊乱、肠易激综合征、过敏性肠炎、溃疡性结肠炎、肠结核等。

◎ 要点一　病因病机

泄泻常与感受外邪、饮食不节、情志失调、脾胃虚弱、年老体弱等因素有关。

饮食不节，进食生冷不洁之物，而致脾胃损伤、运化失常；或暑湿热邪，客于肠胃，脾受湿困，邪滞交阻，气机不利，肠胃运化及传导功能失常，导致清浊不分，水谷夹杂而下，均可引起急性泄泻。慢性泄泻，由脾胃素虚，久病气虚或外邪迁延日久，脾胃受纳、运化失职，水湿内停，清浊不分而下；或情志不调，肝失疏泄，横逆乘脾，运化失常；或肾阳亏虚，命门火衰，不能温煦脾土，腐熟水谷而致。本病病位在肠，与脾、胃、肝、肾有密切关系，脾失健运是关键。基本病机是脾虚湿盛，肠道分清别浊、传导功能失司。

◎ 要点二　辨证与治疗

（一）急性泄泻

主症　发病势急，病程短，大便次数显著增多，小便减少。

兼见大便清稀，水谷相混，肠鸣胀痛，口不渴，身寒喜温，舌淡，苔白滑，脉迟，为寒湿内盛；便稀有黏液，肛门灼热，腹痛，口渴喜冷饮，小便短赤，舌红，苔黄腻，脉濡数，为湿热伤中；腹痛肠鸣，大便恶臭，泻后痛减，伴有未消化的食物，嗳腐吞酸，不思饮食，舌苔垢浊或厚腻，脉滑，为饮食停滞。

‖ **基本治疗** ‖

> **治法**　除湿导滞，通调腑气。以足阳明、足太阴经穴为主。
>
> **主穴**　天枢　水分　上巨虚　阴陵泉
>
> **配穴**　寒湿内盛：配神阙。
>
> 湿热伤中：配内庭、曲池。
>
> 饮食停滞：配下脘、梁门。

（二）慢性泄泻

主症　发病势缓，病程较长，多由急性泄泻演变而来，便泻次数较少。

兼见大便溏薄，腹胀肠鸣，面色萎黄，神疲肢软，舌淡，苔薄，脉细弱，为脾虚；嗳气食少，腹痛泄泻与情志有关，伴有胸胁胀闷，舌淡红，脉弦，为肝郁；黎明之前腹中微痛，肠鸣即泻，泻后痛减，形寒肢冷，腰膝酸软，舌淡，苔白，脉沉细，为肾虚。

▌基本治疗 ▌

> **治法**　健脾温肾，固本止泻。以任脉及足阳明、足太阴经穴为主。
>
> **主穴**　神阙　天枢　足三里　公孙
>
> **配穴**　脾虚：配脾俞、太白。
>
> 　　　　肝郁：配肝俞、太冲。
>
> 　　　　肾虚：配肾俞、命门。

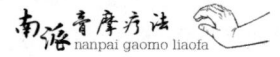

第十八节　便秘

便秘是指大便秘结不通，患者粪质干燥、坚硬，排便坚涩难下，常常数日一行，甚至非用泻药、栓剂或灌肠不能排便。

西医学中，便秘可见于多种急、慢性疾病中，如功能性便秘、肠易激综合征、药物性便秘、内分泌及代谢性疾病所致的便秘等。

◎ 要点一　病因病机

便秘多与饮食不节、情志失调、劳倦体虚、外邪侵袭等因素有关。实证便秘，多由素体阳盛，嗜食辛辣厚味，而致胃肠积热，或邪热内燔，津液受灼，肠道燥热，大便干结；或情志不畅，忧愁思虑过度，久坐少动，肺气不降，肠道气机郁滞，通降失常，传导失职，糟粕内停等原因导致。虚证便秘，多由病后、产后，气血两伤未复，或年迈体弱，气血亏耗，气虚则大肠传导无力，血虚则肠失滋润；或下焦阳气不充，阴寒凝结，腑气受阻，糟粕不行，凝结肠道而致。本病病位在肠，与脾、胃、肺、肝、肾等脏腑的功能失调有关。基本病机是大肠传导不利。

◎ 要点二　辨证与治疗

主症　大便秘结不通，排便艰涩难解。

兼见大便干结，腹胀腹痛，身热，口干口臭，喜冷饮，舌红，苔黄或黄燥，脉滑数，为热邪壅盛（热秘）；欲便不得，嗳气频作，腹中胀痛，纳食减少，胸胁痞满，舌苔薄腻，脉弦，为气机郁滞（气秘）；虽有便意，临厕努挣乏力，挣则汗出气短，便后疲乏，大便并不干硬，面色㿠白，神疲气怯，舌淡嫩，苔薄，脉虚细，为气虚（虚秘）；大便秘结，面色无华，头晕心悸，唇舌色淡，脉细，为血虚（虚秘）；大便艰涩，排出困难，腹中冷痛，面色㿠白，四肢不温，畏寒喜暖，小便清长，舌淡苔白，脉沉迟，为阳虚阴寒内盛（冷秘）。

▎基本治疗▎

> **治法**　调理肠胃，行滞通便。以足阳明、手少阳经穴为主。
>
> **主穴**　大肠俞　天枢　归来　支沟　上巨虚
>
> **配穴**　热秘：配合谷、内庭。
>
> 　　　　气秘：配中脘、太冲。
>
> 　　　　气虚：配脾俞、气海。
>
> 　　　　血虚：配足三里、三阴交。
>
> 　　　　阳虚：配神阙、关元。

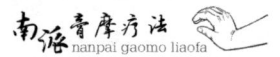

第十九节　月经不调

月经不调是指月经的周期、经色、经量、经质出现异常改变的月经病。一般包括月经先期、月经后期和月经先后无定期等，古代文献分别称为"经早""经迟""经乱"。

西医学中，本病可见于排卵型功能失调性子宫出血、生殖器炎症或肿瘤等。

◎ 要点一　病因病机

本病多与房劳多产、饮食伤脾、感受寒邪、情志不畅等因素有关。素体阳盛，过食辛辣，助阳生火，热伏冲任；或情绪急躁易怒或抑郁，肝郁化火，热扰血海；或久病阴液亏损，阴虚内热，扰动冲任；或饮食不节，劳倦过度，思虑伤脾，脾虚统摄无权而发为月经先期。外感寒邪，血为寒凝，或久病伤阳，运血无力，或久病体虚，阴血亏损，或饮食劳倦，思虑伤脾，化源不足，而发为月经后期。情志抑郁，疏泄失常，或肝气不舒，血为气滞；或肾气亏虚，失其封藏，冲任失调，以致血海溢蓄失常，而发月经先后无定期。本病病位在胞宫，与冲、任二脉及肾、肝、脾关系密切。基本病机是冲任失调。

◎ 要点二 辨证与治疗

月经不调根据经期的提前、延后或前后不定而分为月经先期、月经后期和月经先后无定期。

（一）月经先期

主症 月经周期提前7日以上，甚至10余日一行，连续出现2个周期以上。

兼见月经量多，色深红或紫，质黏稠，伴面红口干，心胸烦热，小便短赤，大便干燥，舌红苔黄，脉数，为实热证；月经量少或量多，色红质稠，两颧潮红，手足心热，舌红苔少，脉细数者，为虚热证；月经量多，色淡质稀，神疲肢倦，心悸气短，纳少便溏，舌淡，脉细弱，为气虚证。

‖ 基本治疗 ‖

治法 清热调经。以任脉及足太阴经穴为主。

主穴 关元 血海 三阴交

配穴 实热：配太冲或行间、期门。

　　　　虚热：配太溪。

　　　　气虚：配足三里、脾俞。

　　　　月经量多：配隐白。

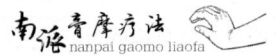

> 心烦者：配神门。
>
> 腰骶疼痛：配肾俞、次髎。

（二）月经后期

主症 月经周期推迟7日以上，甚至40~50日一行，连续出现2个周期以上。

兼见月经量少，色暗，有血块，少腹冷痛，得热则减，畏寒肢冷，苔薄白，脉沉紧，为寒实证；经期延后，月经色淡而质稀，量少，少腹隐隐作痛，喜热喜按，舌淡苔白，脉沉迟，为虚寒证。

‖ **基本治疗** ‖

> **治法** 温经散寒，行血调经。以任脉及足太阴经穴为主。
>
> **主穴** 气海 三阴交
>
> **配穴** 寒实证：配子宫、天枢、地机。
>
> 虚寒证：配命门、关元、归来。

（三）月经先后无定期

主症 月经提前或错后7天以上，连续出现3个周期以上。

兼见月经量或多或少，经色紫暗，有块，经行不畅，胸胁乳房作胀，少腹胀痛，时叹息，嗳气不舒，苔薄白，脉弦，为肝郁证；经来先后不定，量少，色淡，腰骶酸痛，头晕耳鸣，舌淡苔白，脉沉弱，为肾虚证。

▌ 基本治疗 ▌

治法　调补肝肾，调理冲任。以任脉及足太阴经穴为主。

主穴　关元　三阴交　肝俞

配穴　肝郁：配期门、太冲。

　　　　肾虚：配肾俞、太溪。

　　　　胸胁胀痛：配膻中、内关。

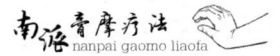

第二十节 痛经

痛经是指女性在月经期或月经期前后出现小腹冷痛，或痛引腰骶，甚者剧痛难忍，或伴有恶心呕吐的病证，本病以未婚青年女性较为多见。

现代医学将痛经分为原发性和继发性两类。月经初潮后的未婚或未孕女性因子宫内膜异位症、急慢性盆腔炎、肿瘤、子宫颈口狭窄及阻塞等引起的症状均属本病的范围。

◎ 要点一 病因病机

本病常与饮食生冷、情志不畅、起居不慎等因素有关。经期坐卧湿地，受寒饮冷，或冒雨涉水，寒邪客于冲任；或情志不调，肝气郁结，血行受阻；或脾胃素虚，或大病久病，气血虚弱，或禀赋素虚，肝肾不足，精血亏虚，加之行经之后精血更虚，冲任不足，胞脉失养等原因均可引起痛经。本病病位在胞宫，与冲、任二脉及肝、肾关系密切。基本病机不外虚实二端，实者为冲任瘀阻，气血运行不畅，胞宫经血流通受阻；虚者为冲任虚损，胞宫失却濡养。

◎ **要点二　辨证与治疗**

（一）实证

主症　疼痛多发生在经前或经期，痛势剧烈，经行不畅，少腹疼痛拒按，经色紫红或紫黑，有血块，下血块后疼痛可缓解。

兼见经前期乳房胀痛，舌有瘀斑，脉细弦，为气滞血瘀；腹痛有冷感，得温热疼痛可缓解，月经量少，色紫黑有块，畏寒肢冷，苔白腻，脉沉紧，为寒邪凝滞。

‖ **基本治疗** ‖

治法　散寒行气，通经止痛。以足太阴经及任脉穴为主。

主穴　三阴交　中极　次髎

配穴　气滞血瘀：配太冲、阳陵泉。

寒邪凝滞：配归来、地机。

腹胀：配天枢、足三里。

胁痛：配支沟、阳陵泉。

胸闷：配膻中、内关。

（二）虚证

主症　腹痛多在经后，少腹绵绵作痛，柔软喜按，月经色

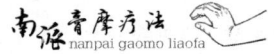

淡、量少。

　　兼见全身乏困无力，头晕眼花，心悸，面色苍白或萎黄，舌淡，舌体胖大边有齿痕，脉细弱，为气血亏虚；腰酸肢倦，夜寐不宁，头晕耳鸣，目糊，舌红苔少，脉细，为肝肾不足。

‖ 基本治疗 ‖

治法　调补气血，温养冲任。以足太阴、足阳明经穴为主。

主穴　气海　三阴交　足三里

配穴　气血亏虚：配脾俞、胃俞。

　　　　肝肾不足：配太溪、肝俞、肾俞。

　　　　头晕耳鸣：配百会、悬钟。

第二十一节 经闭

经闭又称闭经。女子年过16周岁仍未有月经来潮，或者有过正常月经且已形成月经周期，但又连续中断3个月以上的病证。

西医学中，本病多见于下丘脑、垂体、卵巢、子宫等功能失调，或者由甲状腺、肾上腺、消耗性疾病等所致。

◎ 要点一 病因病机

本病多与先天禀赋不足、七情所伤、感受寒邪、房事不节、产育或失血过多等因素有关。经闭可因肾气未充，或多产堕胎，或久病大病，耗伤气血或失血过多导致血海空虚无血以下；或受寒饮冷，血为寒凝，冲任阻滞不通，或脾失健运，痰湿内盛，阻于冲任，或七情内伤，气机不畅，气滞血瘀，胞脉闭阻而致。病位主要在胞宫，与肝、肾、脾、胃有关。基本病机是血海空虚或脉道不通，前者为"血枯经闭"，后者为"血滞经闭"。

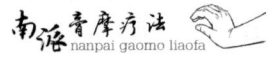

◎ 要点二　辨证与治疗

主症　女子年过16周岁而月经尚未来潮，或以往有过正常月经，经期错后，经量逐渐减少，终至经闭，连续中断在3个周期以上。

兼见头晕耳鸣，腰膝酸软，口干咽燥，五心烦热，潮热盗汗，舌质红苔少，脉弦细，为肝肾不足；头晕目眩，心悸气短，神疲肢倦，食欲不振，舌淡苔薄白，脉沉缓，为气血亏虚；情志抑郁，或烦躁易怒，胸胁胀满，少腹胀痛拒按，舌质紫暗或有瘀斑，脉沉弦，为气滞血瘀；形体肥胖，胸胁满闷，神疲倦怠，白带量多，苔腻，脉滑，为痰湿阻滞；少腹冷痛，形寒肢冷，喜温喜暖，苔白，脉沉迟，为寒邪凝滞。

‖ **基本治疗** ‖

1. 血枯经闭

治法　养血调经。以任脉及足阳明经穴为主。

主穴　关元　归来　足三里

配穴　肝肾不足：配肝俞、肾俞、太冲、太溪。

气血亏虚：配气海、脾俞、胃俞等。

五心烦热，潮热盗汗：配太溪。

心悸：配内关、膻中。

纳呆者：配中脘。

2. 血滞经闭

治法　活血调经。以任脉及足阳明经穴为主。

主穴　中极　合谷　三阴交

配穴　气滞血瘀：配太冲、血海。

胸胁胀满：配膻中、内关。

痰湿阻滞：配丰隆、阴陵泉。

寒邪凝滞：配腰阳关、命门。

胸胁胀满：配膻中、内关。

第五章

常用膏摩方剂

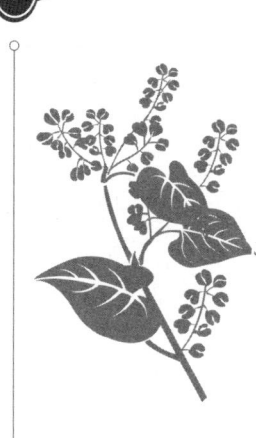

膏摩所用处方的组成，一般以活血化瘀、温经散寒、健筋壮骨等药物为主。

中国历史悠久，中国的度量衡历经多次变革，各个朝代经方中的药物计量单位有所不同，换算的参考依据大多来自出土文献和实物等，目前仍有不同的看法，在具体应用上仅作参考。

摩风膏

药物组成

> 野驼脂、腊月猪脂、狗脂、鹅脂各二两（一处细切，用清油一斤，于锅内同煎化尽，滤去渣），桂心半两，没药半两，麒麟竭半两，白芷半两，白附子半两（生用），附子半两（生用），天麻半两，吴茱萸半两，青盐半两，马牙消一分，川朴消一分；另备黄蜡六两，麝香一分，雄黄半两，腻粉半两

（注：一斤约等于596.8克，一两约等于37.3克，一分约等于0.37克。）

制法 以上药材研为细末，放入油锅内，用慢火熬四个小时，放入约六两黄蜡，等蜡完全融化后，将麝香、雄黄、腻粉放入，一起研磨均匀，装在盒里，用柳枝搅拌均匀。使用时抹在疼痛处，并按摩数遍。

功能　祛风解毒，消肿止痛。

主治　一切风毒，筋急，肿硬疼痛。

出处　宋代《太平圣惠方》卷二十五。

当归摩膏

药物组成

当归（切，焙）、细辛（去苗、叶）各一两半，肉桂（去粗皮）一两，生地黄一斤（切，研，绞取汁），天雄十枚（去皮、脐，生用），白芷三分（留一块不锉，全用），川芎半两，干姜（炮）三分，丹砂（研）一两，干姜（炮）三分，乌头（去皮、脐，生用）一两三分，松脂四两，生地黄一斤（切，研，绞取汁），猪脂五斤（另炼，去渣）

（注：一斤约等于596.8克，一两约等于37.3克，一分约等于0.37克。）

制法　以上十二味药，先将前七味锉如大豆粒大小，用生地黄汁浸渍一宿，同猪脂、松脂慢火煎，以所留的一块白芷煎至黄色为度，再用厚绵滤去渣，盛入瓷罐，放入丹砂末，搅拌至凝固即可，使用时先将药膏微微加热，再涂搽患处，反复摩擦。

功能　散寒除湿，温阳通脉。

主治　诸风寒湿，骨肉痹痛。

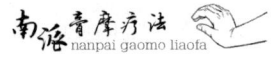

出处 宋代《圣济总录》卷十九。

₴ 摩风白芷膏 ₴

药物组成

> 白芷半两、防风半两（去芦头）、附子半两（去皮脐）、白芍药半两、当归半两、川椒半两（去目）、羌活半两、藁本半两、川乌头半两（去皮脐）、细辛半两、生姜五两、白僵蚕半两、黄蜡五两、猪脂二斤半（水浸二宿，逐日一换）

（注：一斤约等于596.8克，一两约等于37.3克。）

制法 将以上药材切碎，先煎猪脂，去渣，把药材加入并煎到白芷变成焦赤色，用纱布过滤，澄清，用洁净的锅慢火熬，放入黄蜡溶开为度，倒在瓷器内贮藏。每次使用时取少许，使用时把药加热后再涂患处摩擦。

功能 祛寒湿，利关节，消肿，活血，止痛。

主治 风毒流注，骨节疼痛，筋脉挛急。

出处 宋代《太平圣惠方》卷二十五。

曲鱼膏

药物组成

> 大黄、黄芩、莽草、巴豆、野葛、牡丹、踯躅、
> 芫花、蜀椒、皂荚、附子、藜芦各一两，另备熟猪油三
> 斤，白芷一片

（注：一两约等于43.26克）

制法　将以上十二味切碎，用醋浸泡一晚，再加入三斤熟猪油，微火煎三沸，放入白芷一片，煎至白芷变为黄色为度，去渣。使用时微火化开，涂抹患处，反复摩擦，每日三次。

功能　祛瘀止痛，消肿疗疮。

主治　风湿疼痹，四肢弹弱，偏跛不仁，并痈肿恶疮。

出处　唐代《备急千金要方》卷七。

野葛膏

药物组成

> 野葛一两、黄连（去须）一两、细辛（去苗叶）
> 一两、杏仁（去皮尖）一两、莽草一两、芍药一两、藜
> 芦（去芦头）一两、附子（去皮脐）一两、乱发灰一
> 两、蔄茹一两、川芎一两、白芷一两、桂枝（去粗皮）

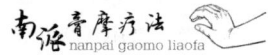

一两、藁本（去苗土）一两、乌头（去皮脐）一两、白术一两、吴茱萸（洗，焙干，炒）一两、雄黄（研）一两、矾石（研）一两、天雄（去皮脐）一两、当归一两、斑蝥（去翅足）半两、巴豆（去皮）半两、蜀椒（去目及合口）半两、黄柏（去粗皮）半两、蛇床子半两、猪脂三斤半

（注：一斤约等于596.8克，一两约等于37.3克。）

制法　把以上除雄黄、矾石、猪脂外的药材锉碎，加入在煮沸的猪油里，继续煎至药液蓝色、黄色相间，甚至黑色，再用纱布绞滤过，即下雄黄、矾石末，以柳枝搅拌均匀，用瓷盒装好。使用时取膏摩涂疮上，每日三至五次。

功能　解毒，燥湿，疗疮。

主治　久㿗疮。

出处　宋代《圣济总录》卷一三四。

陈元膏（苍梧道士陈元膏）

药物组成

当归、细辛、川芎各一两，桂心五寸，天雄三十枚，生地黄三斤，白芷一两半，丹砂二两，干姜十累，乌头三两，松脂八两，猪脂十斤

（注：一斤约等于692.16克，一两约等于43.26克，累约等于21.63克，一寸约等于3.6厘米。）

制法　生地黄取汁，备用。将其余药材（除一片白芷，丹砂，猪脂）切碎，用生地黄汁浸泡一晚，煎猪脂去渣，加入药材煎沸腾后放凉，再继续煎沸，如此十五遍，放入白芷一片，煎至白芷黄色为度，去渣，放入丹砂搅拌均匀。使用时把药加热后再涂患处摩擦。

功能　祛风除湿，散寒止痛。

主治　一切风湿骨肉疼痹。

出处　唐代《备急千金要方》卷七。

摩腰丹

药物组成

附子尖、乌头尖、南星各二钱半，雄黄一钱，樟脑、丁香、干姜、吴茱萸各一钱半，朱砂一钱，麝香五粒（大者）；另备炼蜜适量

（注：一钱约等于3.73克。）

制法　把以上药材磨成细粉，炼蜜加入药粉搓成丸，每一两搓八丸。每次使用一丸，用姜汁化开如粥的质地，火上炖热，置于手掌中摩在腰上，等药粘腰上后用纱布包裹，使用后腰部会感觉发热，每天更换一次。

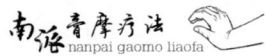

功能　活血脉，实骨髓，暖血脏，成胎孕。

主治　老人、虚人腰痛，及妇人白带。

出处　明代《丹溪心法》卷四。

〔 冬青膏 〕

药物组成

> 冬青油、凡士林

制法　以冬青油（水杨酸甲酯）与凡士林按1∶5混合调匀而成。取膏摩涂患处。

功能　活血通脉，消肿止痛，清热解毒。

主治　扭伤、腰痛、肌肉痛、神经痛、关节疼痛，皮肤瘙痒红肿等。

〔 乌头膏 〕

药物组成

> 乌头（去皮）五两，野葛、莽草各一斤。另备熟猪油五斤

（注：一斤约等于692.16克，一两约等于43.26克。）

制法　上三味药切碎，用优质的酒浸泡药材过夜，再放入五斤熟猪油同煎，使用芦苇作为燃料来煎煮药膏。煎煮时要

使药膏在火上翻动三次，待水汽烧尽后用纱布绞去药渣，冷凝即成。使用时可边烤火边用膏摩擦患处至出汗；如感受风寒鼻塞，可将手指沾上药膏后揾热或将手烤热后点入鼻孔内。切勿将药物入口眼。

功能　祛风散寒，温通经络。

主治　贼风，身体不遂，偏枯口僻；及伤寒，其身强直。

出处　唐代《千金翼方》卷十六。

［ **大补益摩膏** ］

药物组成

> 木香、丁香、零陵香、附子（炮裂）、沉香、吴茱萸、干姜（炮）、舶上硫黄（研）、桂（去粗皮）、白矾（烧灰，研）各一两，麝香一分（研），腻粉一分（研）；另备炼蜜适量

（注：一两约等于37.3克，一分约等于0.37克。）

制法　将未研成末的其他八味药材也磨成细粉，再与另四味搅拌均匀，加入炼蜜后搓成丸，如芡实大小，每次先将100克生姜汁煮沸，待放至温度合适后用手指蘸取，于温暖的室内蘸药摩腰上，再用纱布包裹住，使用后腰部会感觉发热。

功能　补益气血，壮腰补肾。

主治　五劳七伤，腰膝疼痛，鬓发早白，面色萎黄，水脏

久冷，疝气下坠，耳聋眼暗，痔漏肠风；女人子脏久冷，头鬓疏薄，面生𪒰黯，风劳血气，产后诸疾，赤白带下。

出处 宋代《圣济总录》卷八十九。

〖 黄膏 〗

药物组成

> 大黄、附子、细辛、干姜、蜀椒、桂心各半两，巴豆五十枚；另备腊月熟猪油一斤，醋适量

（注：一斤约等于692.16克，一两约等于43.26克。）

制法 将药物切碎，用醋浸泡一宿，加入腊月熟猪油一斤共煎，调至合适的火候，沸腾后拿出放凉，再加热，重复三次。伤寒发热时使用效果更佳。

功能 温散风寒，舒筋通络。

主治 伤寒赤色、头痛、项强、贼风游走皮肤关节等病证。

出处 唐代《备急千金要方》卷九。

〖 莽草膏 〗

药物组成

> 莽草一斤、乌头一两、附子三两、踯躅三两；另备猪脂四斤，醋适量

（注：一斤约等于692.16克，一两约等于43.26克。）

制法　将药材用一升醋浸泡一宿，再加入猪脂同煎，沸腾后拿出放凉，再加热，重复三次。过滤药渣，使用时选择在温暖的室内按摩三百次。耳鼻等部位的疾病，可以用洁净纱布裹点药膏再塞入患处。

功能　散寒消肿，温热止痛，安神定魄。

主治　诸贼风、肿痹；风入五脏、恍惚；诸疥癣、杂疮。

出处　晋代《肘后备急方》卷八。

青膏

药物组成

当归、川芎、蜀椒、白芷、吴茱萸、附子、乌头、莽草各三两；另备醋适量，猪脂四斤

（注：一斤约等于692.16克，一两约等于43.26克。）

制法　将上述药物切细，用醋浸泡两天，然后放入四斤猪脂煎至药色（白芷）发黄，过滤药渣，药液倒进瓷器内贮存备用。使用时取膏摩涂患处后再用热毛巾热包热敷。

功能　温阳散寒，祛风止痛。

主治　伤寒头痛、项强、四肢疼痛等病证。

出处　唐代《备急千金要方》卷九。

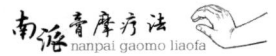

〔 丹参赤膏 〕

药物组成

> 丹参、雷丸、芒硝、戎盐、大黄各二两；另备醋半升，熟猪油适量

（注：一两约等于43.26克。）

制法　用约半升醋，把除芒硝以外的四味药浸泡一夜，次日再放入熟猪油内煎沸，过滤掉药渣后再放入芒硝，药膏完成。使用时摩在心口周围，冬夏皆可使用。

功能　清热，活血散瘀。

主治　少腹、小腹、心腹热痛。

出处　唐代《备急千金要方》卷五。

〔 蹉跌膏 〕

药物组成

> 当归、续断、附子（去皮）、细辛、甘草（炙）、通草、川芎、白芷、牛膝各二两，蜀椒一两；另备猪脂二斤

（注：一斤约等于692.16克，一两约等于43.26克。）

制法　二斤猪脂先煎，将上述药物切细，然后把药物放入油内煎熬，待药煎成黄色后绞去药渣，盛入瓷器内贮存备用。取膏摩涂患处。

功能　活血养筋，消肿止痛。

主治　蹉跌，兼疗金疮。

出处　唐代《外台秘要》卷二十九。

﹝ 商陆膏 ﹞

药物组成

商陆根一斤（生）、猪脂一斤（先煎可有二斤）

（注：一斤约等于692.16克。）

制法　将商陆根、猪脂合煎，待煎至颜色变黄，滤去渣，倒进瓷器内贮存备用。取适量，摩水肿处。

功能　逐水消肿。

主治　水肿。

出处　唐代《外台秘要》卷二十。

﹝ 牡丹膏 ﹞

药物组成

牡丹皮、芫花（生用）、皂荚（去皮，炙）各半两，藜芦（生）三分，附子（炮裂，去皮脐）三分，莽草叶三分，大黄（锉，炒）一两，蜀椒（去目并闭口，炒出汗）一两；另备酒三斤，腊月熟猪油三斤

（注：一斤约等于596.8克，一两约等于37.3克，一分约等于0.37克。）

制法　将上述药物切细，用布裹好，放入干净器具内，用三斤酒浸泡一夜，次日再放入三斤腊月熟猪油，文火煎熬，等药变色及稀稠适中后，即把药渣过滤，装进密封瓷器内贮存备用。取膏摩涂患处。

功能　清热凉血，活血散瘀。

主治　脚气、痹痛、鼠漏恶疮、风毒、腹中痛等病证。

出处　宋代《圣济总录》卷八十四。

皂荚摩膏

药物组成

皂荚一挺，陈醋适量

（注：一挺指一长块。）

制法　把皂荚一挺炙黄、刮去皮子，陈醋调和成膏，倒进瓷器内贮存备用。取膏摩涂健处（左喎摩右，右喎摩左）。

功能　祛痰开窍。

主治　中风口喎（面瘫）。

出处　宋代《圣济总录》卷六。

黄连膏

药物组成

> 黄连三钱、当归尾五钱、生地黄一两、黄柏三钱、姜黄三钱；另备香油十二两，黄蜡四两

（注：一两约等于37.3克，一钱约等于3.73克。）

制法　用约十二两香油将药炸枯后捞去渣，再下入约四两黄蜡，待溶化后用纱布将油滤净，倒入瓷碗内，再用柳枝不时搅拌到凝固即可。

功能　清火解毒。

主治　肺经壅热，上攻鼻窍，聚而不散，致生鼻疮，干燥肿疼，皮肤湿疹，红肿热疮，水火烫伤等。

出处　清代《医宗金鉴》卷六十五。

乌头摩风酊

药物组成

> 乌头、附子、当归、羌活、细辛、桂心、防风、白术、川椒、吴茱萸；另备醋，腊月熟猪油一斤

制法　将上述药物切碎，用醋浸泡一夜，次日放进一斤腊月熟猪油内，用文火煎熬，使药色变黄成膏。盛入瓷器中备

用。取适量涂患处。

功能　祛风止痛，活血化瘀。

主治　风湿痹痛、腰腿不遂、四肢拘挛、皮肤不仁等病证。

出处　云南省中医医院夏惠明教授自拟方。

第六章

膏摩疗法的应急管理

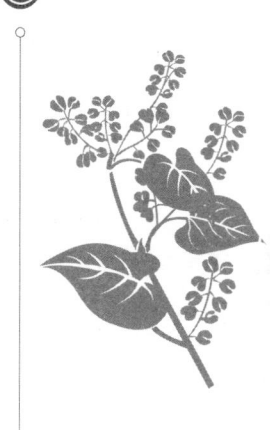

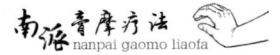

第一节　膏摩疗法的注意事项

膏摩疗法作为外治法的一种，虽然安全、无毒副作用，但因膏摩方中多含有毒性药物，不可入口，其亦有一定的禁忌证，如使用不当，则会引起不良后果。施用膏摩时，应注意防止损伤皮肤，当出现异常情况时，应该立即做出正确的判断，并予以及时而恰当的处理。

一般认为，下列情况不宜运用膏摩治疗：

1）体质极度衰弱，有严重心脏病、肝硬化、脑部病变和癌症出现恶病质者。

2）有严重皮肤损伤及皮肤病患者，如皮肤烫伤、冻伤、癣、脓肿、湿疹等。

3）有白血病、败血症等血液病的患者，特别是血小板减少者，绝对不可以使用按揉手法，以免造成大面积出血，加重病情发展。

4）有结核、癌症、骨折的患者。

5）孕妇禁用。

6）过饥、过饱、剧烈运动后的患者。

7）神志不清或意识模糊的患者。

8）其他有可疑症状而诊断不明确者。

9）女性经期慎用。

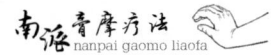

第二节　常见的医疗意外情况的处理及预防

一、晕厥

患者突然感觉头晕目眩，如坐舟车，天旋地转，或出现胸闷，恶心呕吐，面色苍白，四肢发凉，出冷汗，甚至昏不知人等情况。

【原因】

1. 患者因素：饥饿、紧张、疲劳等。

2. 疾病情况：高血压、低血压、低血糖、高血脂或其他心脑血管病所引起的眩晕。

3. 手法因素：力度太重，时间太长，旋转过度，体位不适。

4. 环境因素：治疗室闷热，或空调环境下空气不流通。

【处理】

1. 立即停止操作，扶患者躺于治疗床上，头稍低位，监测血压与脉搏，饮少许糖水或温开水。

2. 掐急救穴。

3. 严重者，送医院观察或急救。

【预防】

1. 根据患者体质选择适合的膏摩药剂，掌握好手法、力度和时间。

2. 为患者选择舒适的体位。

3. 保持治疗室空气流通。

二、瘀斑

患者接受治疗时或治疗后，治疗部位皮下出血，局部皮肤肿起，并出现青紫、紫癜及瘀斑现象。

【原因】

1. 初次治疗时手法过重。

2. 患者有血小板减少症。

3. 老年性毛细血管脆性增加。

【处理】

1. 局部小块瘀斑，一般无须处理。

2. 局部青紫严重，可先冷敷；待出血停止后，再在局部及周围使用轻柔的按揉、摩、擦等手法治疗，同时，热敷消肿、止痛，促进局部瘀血消散、吸收。

【预防】

1. 若非必要，不宜使用较强的刺激手法。

2. 对老年人使用手法必须轻柔，特别在骨骼突起的部位，手法刺激更不宜太强。

3. 急性软组织损伤患者，不要急于在局部进行手法治疗和热敷。

三、疼痛

患者接受治疗时或治疗后，特别是初次接受治疗的患者，局部皮肤出现疼痛、肿胀等不适的感觉，夜间尤甚，用手按压时疼痛加重。

【原因】

1. 施法者手法操作技术生硬。

2. 局部操作时间过长，手法刺激过重。

【处理】

1. 一般无须特别处理，1～2天内症状即可自行减轻或消失。

2. 若疼痛较为剧烈，可在局部施行轻柔的按法、揉法、摩法、擦法等，并配合热敷。

【预防】

对初次接受此项疗法的患者手法要轻柔，局部施法时间不宜过长。

四、破皮

患者接受治疗时或治疗后出现局部皮肤发红、疼痛、起疱等皮肤表面擦伤、出血、破损的现象。

【原因】

手法使用不当，如按揉操作时，力度过重，幅度过大，捻动皮肤所致；拍法、擦法操作时，没有紧贴皮肤，向下用力过度所致。

【处理】

1. 损伤部位立即停止治疗，并用洁净湿纱布擦净膏摩药剂。

2. 叮嘱患者防感染。

【预防】

对初次接受此项疗法的患者手法要轻柔，局部施法时间不宜过长。

五、内科意外

主要包括在运用此疗法过程中所发生的脑血管意外、急性心肌梗死、一过性血压升高、癫痫发作等。

1. 脑血管意外：突然有眩晕、恶心感，某侧肢体感觉丧失或运动不遂，昏迷，意识不清等。

2. 一过性血压升高：出现头痛、头晕、恶心等症状，血压高于正常值。

3. 心肌梗死：突发心前区疼痛、憋闷、窒塞感，或呼吸喘促、昏迷、大汗淋漓，四肢厥冷，脉微欲绝。

4. 癫痫发作：突然神志异常，昏仆，口中发出猪羊般叫声，口吐涎沫。

【原因】

1. 患者本身患有或存在相关的原发性疾病，如脑栓塞、脑梗死、高血压、心肌缺血、糖尿病、癫痫、小儿哮喘等；或存在某些危险因素，如高血脂、肥胖等。

2. 治疗环境、时机选择不当。如患者过饥过饱、过度疲劳、过度烦躁等。

3. 手法、膏摩方或体位不当。点法、按法等手法力度较重、刺激较大等，都有可能诱发内科疾病。如果膏摩方选择不对症，则导致症状加重，如热痹时选择偏热性的膏摩方导致疼痛加重。如果体位不合适，或是俯卧位过久，以及体位改变太快时也容易引发内科意外。

【处理】

1. 如患者反映身体不适、心里难受时，应立即停止操作，仔细观察脉象和呼吸，扶患者坐起或仰卧，可给予少许糖水饮用。如属癫痫发作，可掐水沟、翳风、合谷、十宣等急救穴。一过性血压升高，可让其静卧并给予降压药口服。如属脑血管意外和心肌梗死，应立即吸氧或送医。心前区憋闷和疼痛可先予硝酸甘油舌下含化，然后视情况就医。

2. 若患者已经昏迷，速拨打急救电话，尽快通知家属并送医院抢救。

【预防】

1. 充分了解患者既往史，明确诊断，考虑到内科意外的可能。

2. 对于存在内科意外原发性疾病和危险状态的患者，须将发生内科意外的风险告知患者或其家属，并记录好。

3. 选择良好的体位，尤其不要俯卧太久。

4. 控制好手法的力度、频率和时间。

5. 准备常规急救设备和用品。

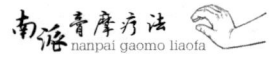

附录1　特定穴

　　特定穴是指人体十四经络中具有特殊治疗作用，并按照特定称号归类的腧穴。

　　下合穴：主治六腑疾病，六腑指的是大肠、小肠、胃、膀胱、胆、三焦。

六腑	胃	大肠	小肠	胆	膀胱	三焦
穴名	足三里	上巨虚	下巨虚	阳陵泉	委中	委阳

　　八会穴：脏、腑、气、血、筋、脉、骨、髓等精气汇聚之处。

八会	脏会	腑会	气会	血会	筋会	脉会	骨会	髓会
穴名	章门	中脘	膻中	膈俞	阳陵泉	太渊	大杼	悬钟

　　八脉交会穴：主治奇经八脉相关的病证。

八脉	冲脉	带脉	督脉	任脉	阴维脉	阳维脉	阴跷脉	阳跷脉
穴名	公孙	足临泣	后溪	列缺	内关	外关	照海	申脉

　　十六郄穴：郄是孔窍或缝隙的意思。郄穴是指体内气血汇聚于某些空隙处的穴位。一共有16个郄穴。除了足阳明胃经

的梁丘穴外，其余的15个都分布在四肢的肘、膝关节以下的地方。临床上郄穴多用于治疗急性病和痛症。

经脉	肺经	胃经	心经	膀胱经	心包经	胆经	阴维脉	阴跷脉	大肠经	脾经	小肠经	肾经	三焦经	肝经	阳维脉	阳跷脉
穴名	孔最	梁丘	阴郄	金门	郄门	外丘	筑宾	交信	温溜	地机	养老	水泉	会宗	中都	阳交	跗阳

背俞穴-募穴：背俞穴是脏腑之气输注于背腰部的腧穴，募穴是脏腑之气汇聚于胸腹部的腧穴，它们都分布于躯干部（即腰背和腹部），与脏腑有密切关系，而每个脏腑都有一个背俞穴和一个募穴。脏病多选用背俞穴，而腑病多选募穴进行治疗。此外还可以选用这些穴位治疗相关脏腑的官窍等疾病。

背俞穴	肺俞	胃俞	心俞	膀胱俞	厥阴俞	胆俞	大肠俞	脾俞	小肠俞	肾俞	三焦俞	肝俞
募穴	中府	中脘	巨阙	中极	膻中	日月	天枢	章门	关元	京门	石门	期门

交会穴：指有两条或两条以上经脉交会通过的穴位。

交会穴	三阴交	关元、中极	会阴	中府	大椎
经络	足三阴经	足三阴与任脉	任、督、冲脉	手、足太阳经	足三阳经、督脉

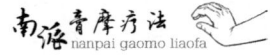
附录2　膏摩成药

〖 清风宽筋膏 〗

配方：生川乌，生草乌，马钱子，生半夏，生天南星，走马胎，当归，青风藤，红花，姜黄，独活，桑枝，桂枝，海桐皮，宽筋藤，紫荆皮，石楠藤，大风艾，乳香，没药，蔓荆子等。

功能主治：活血通络，适用于各种经络不通所致痛症。

〖 参芪建中膏 〗

配方：党参，白术，苍术，厚朴，桂枝，白芍，生姜，干姜，艾叶，当归，黄芪，花椒，白豆蔻，木香，大腹皮等。

功能主治：健脾强胃，多用于脾胃虚寒、脾气不足、胃寒腹泻等病证。（经穴建议：足太阴脾经、足阳明胃经相应穴位。）

〖 桂附温阳膏 〗

配方：附子，干姜，肉桂，肉苁蓉，熟地黄，黄芪，艾叶，车前子，巴戟天，雄蚕蛾，葛根，大黄等。

功能主治：温肾补阳，多用于肾虚阳虚诸证。（经穴建议：足少阴肾经、任督二脉相应穴位。）

通脉养心膏

配方：水蛭，地龙，瓜蒌，红花，檀香，降香，沉香，高良姜，薤白，桂枝，黄芪，地鳖虫，川牛膝，桔梗，冰片等。

功能主治：温阳通脉，多用于心脉不通诸证。（经穴建议：手少阴心经、手厥阴心包经相应穴位。）

柴附疏肝膏

配方：柴胡，白芍，香附，厚朴，当归，丹参，白术，郁金，玫瑰花，青皮，茵陈、田基黄等。

功能主治：疏肝解郁，多用于肝气郁结、肝胆火旺等证。（经穴建议：足厥阴肝经、足少阳胆经相应穴位。）

通宣理肺膏

配方：干姜，生姜，苏子，莱菔子，葶苈子，白胡，前胡，艾叶，白果，麻黄、杏仁，羌活，桂枝等。

功能主治：温肺祛痰，多用于风寒闭肺诸证。（经穴建议：手太阴肺经、手少阳三焦经相应穴位。）